JN125773

誰も教えてくれなかった
デリケートなおはなし

林 祐子

はじめに

この本を手に取ってくださってありがとうございます。

はじめまして。
大阪府富田林市で体と心のことを気軽に相談できるサロン「こうのとり倶楽部」を主催しています、助産師の林祐子です。

自身の不妊経験もあり、妊活で悩む方を中心にケアしていますが、ヒアリングする中で、次のようなことを感じてきました。

「子宮や卵巣の病気がある人が多い」
「生理の不調がある人が多い」
「自分の体や生殖器にポジティブな気持ちを持てずにいる人が多い」
「セックスや性全般にタブー感がある人が多い」

それならば

・自分の体に関心と知識をもつこと
・セルフケアをおこなえて、病気を予防していくこと
・性に対してポジティブな気持ちを育てること
をすれば、妊活で悩む人を少しでも減らせるのではないか？

そう考え、いろいろなことを学び、実践する中で出会ったのがデリケートゾーンケアでした。

不妊で悩む人を減らしたくて学び始めたのですが、知れば知るほど、とても奥深い。

健康面だけでなく、美容面やアンチエイジング、さらにコミュニケーションにおいても思わぬ変化があり、驚きの連続でした。

でも・・・

こんなに大事で、いろんな変化があるデリケートゾーンケアって、学校でも家庭

でも、しっかり教えてもらう機会がなく大人になっている…

自分の根っこの場所なのに…

命につながる大切な場所なのに…


「これは、世の中にどんどん伝えていかなくちゃ～！」


助産師の仕事をしている私だからこそ、他の人が知らないちょっとマニアックな(？)内容も。

正しい、効果的な方法も。

専門的なことでも分かりやすくお伝えできるのではないか。


そう感じ、この本を書くことを決意しました。


女性だけでなく男性も。

そして、大人だけでなく子どもや若い人たちにも伝えたい。

誰もが、自分の体の一部として、デリケートゾーンに関心を持ち、話題にできる、当たり前にケアできることを目指しています。

本書は、赤ちゃんが産まれ、成長し、大人になり、成熟し、年齢を重ねていく…そのような流れで構成しています。

ケアのやり方、How-to だけでなく、考え方についても多く記しているので、暮らしの中で、なにか皆様のお役に立てれば幸いです。

こうのとり倶楽部　助産師　林祐子

目次

子どもの頃のデリケートゾーンケア

はじめの一歩

産まれてすぐから始められるデリケートゾーンケアがあります。
それは赤ちゃんのおむつ交換です。

●**きれいになる気持ちよさ＝「快」を体感**すること

●「気持ちがいいね」「ほら～きれいになったよ」と声をかけながらお世話をすることで、この部分に対して**ポジティブな気持ちを持てる**

この2つがデリケートゾーンケアのはじめの一歩として、とても大切です。
特別なケア用品がなくてもできる日常のケアなので、ぜひ意識してくださいね。

ある2つの場面をご紹介します。

おむつを替えるたびに、

「あーくさいくさい！」

「もぅ～汚いんだから…」

「あー、恥ずかしい、恥ずかしい！」

赤ちゃんのお世話をするおばあちゃん言葉。（まったく悪気はないのだと思いますが、わりと多く耳にする声かけです。）

一方、数日、うんちの出ていない赤ちゃんに
「お腹が苦しいんじゃないか？」
と、心配なご様子のママとおばあちゃん。
そこで、肛門刺激を一緒にやったところ、数日ぶりに大量なうんちが、ぶにゅぶにゅぶにゅ～っと。
その時のママとおばあちゃんの歓声（笑）
「よかった、よかった～」
「おめでとう！」

まるで何か特別な良いものが出たかのような祝福と拍手喝采！

おむつを替えるという同じ場面ですが、声掛けの種類というか、気持ちの込め方が正反対であることを感じていただけるでしょうか？

生まれたての赤ちゃんは、言葉を発することはありません。
ですが、聞いているし、お世話をする人の表情を見ています。

おむつでおおっている場所、つまりデリケートゾーンに対して、くさい、恥ずかしい、汚いという嫌悪感の気持ちや声かけでもってお世話をするか？
おめでとうという喜びや、きれいになるとこんなに心地いいよという想いでもって接するか？

汚い、恥ずかしい場所ではなくて、すっきり清潔になったら心地いい、とても大切な場所。

おむつ交換は、一日に10回以上、それを数年間も積み重ねる、赤ちゃんへの日々のお世話です。

この世に産まれてきたスタートから、ポジティブな声掛けで、体と心の気持ちよさをプレゼントしてあげたいものです。

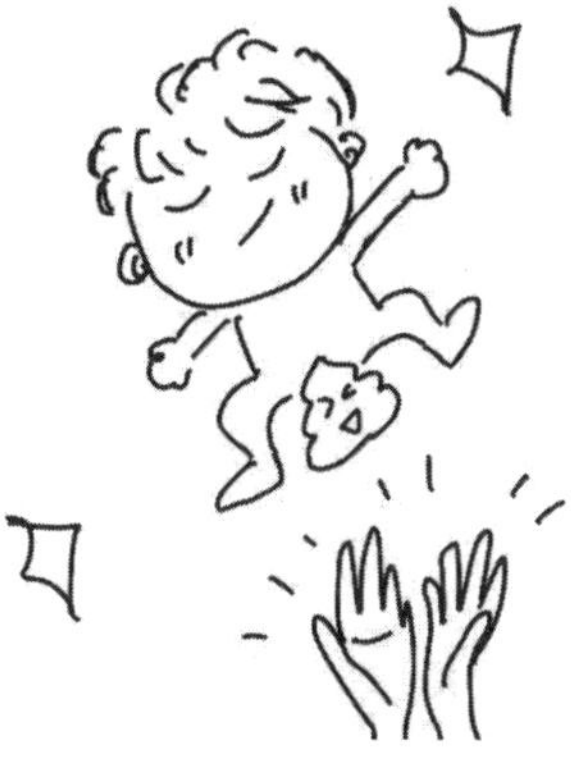

プライベートゾーンのこと

体の中で、自分だけが触れていい、大切な場所のこと。

小さい子供には「水着でおおうところ」と伝えると分かりやすいかもしれません。

（セミナーなどで話すとき、私は意識して「水着で**おおう**」と表現しています。「隠すではなく「おおう」と言っています。）

自分だけの大切な場所だから、むしろしっかり、触れてほしい。

触れることが、丁寧に洗い、清潔を保つ習慣や、痛くない触り方を知ること、手加減を知ることにもつながります。

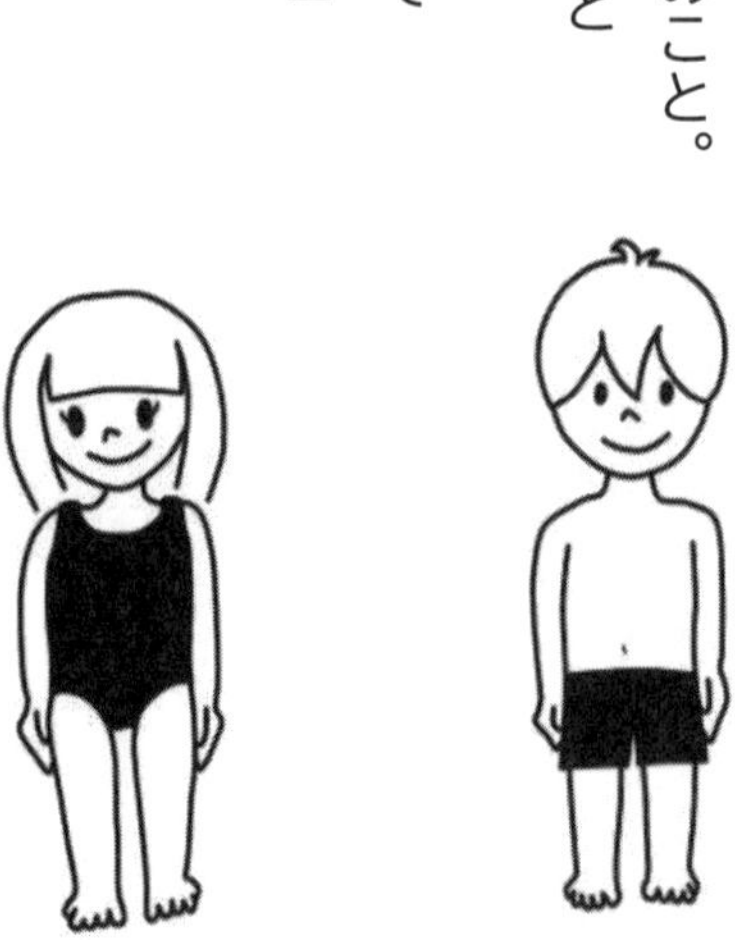

そして、自分だけの大切な場所だから
●他人には見せない、触らせない
さらに、許可がないのに
●人のを触ろうとしない、見ようとしない
ということも大事な約束事です。
写真や動画を撮ることも、してはいけないこと。

このことを子供達に、年齢や場面に応じて、繰り返し繰り返し伝えてほしいのです。
この教育が、**性暴力の被害者・加害者・傍観者をうまないために必須**です。

性器を口に入れられるという被害もあるので、プライベートゾーンを「水着とマスクでおおうところ」と、広く伝えることも大切です。

●他人に見せない、触らせない
●許可がないのに、人のを触ろうとしない、
見ようとしない
●写真や動画もダメ
●自分ひとりの場所や時間に
傷つけないように、痛くないように触れたり、
鏡で見るのは良いことだよ

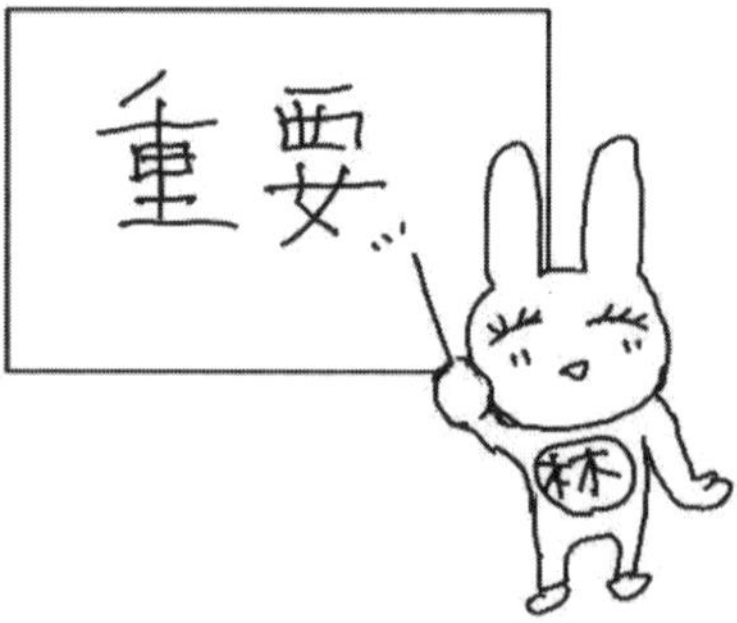

親になる人に知っていてほしいこと

出産というプライベートな経験にたずさわる仕事柄、生い立ちや家族の問題などつらかった経験を打ち明けられることが、時々あります。

そのたびに、ある経済学者の方の「家庭ほど治安の悪い場所はない」という言葉を思い出します。

家庭って密室です。

刃物もあります。

家で起こる事って外からは見えにくい。

「夫婦喧嘩は犬も食わない」「警察は民事不介入」という言葉があるように、特に日本は、家のことは家の中で穏便に済ませよう、外に出すのは恥だという風潮があると思います。

また、知らず知らずのうちに親の態度や言葉、考え方によって、家での不文律が出来上がってしまうこともあります。

子供は親のことが大好きで、親にどんなひどいことをされても大好きだから、従ってしまいます。

お金や時間の自由が利きにくく、自立が難しい立場の子供時代は、親に従わざるを得ないところもあります。

だから**家の外では犯罪になるようなことでも、家の中ではそれが黙認されてしまい、日常化してしまうことがある**のです。

ですから、「これって、家の外でやったら捕まること?」「これは大人が大人にやったらトラブルになるんじゃないか?」という確認や振り返りを、常にしてほしいのです。

例えば身体的な暴力。

家の外で、他人を殴ったら通報されますよね。

でも家の中では「しつけ」という言葉に置き換えられたりします。

心を傷つけるような言葉や態度も、家の中では年長者から下の者へ投げかけられたりします。

ですが、ネットの世界や家の外だったら、トラブルになりかねません。
そしてこの本のテーマ、デリケートゾーンへの暴力です。
性的暴力のダメージの大きさについて、次のデータがあります。

【内容】
視覚だけ＜身体接触＜性器挿入
【年齢】
大人＜若い＜子供
【関係性】
見知らぬ人＜顔見知り＜信頼する人

子供にとって、いちばん信頼している人は親です。

はたから見たら円満に見える、ごく普通の家庭でも、親から子どもへの加害は起きています。

貧困や病気などが背景にある、ごく一部の特殊な家だけに起こる話ではないのです。

どんな家庭でも、このようなことが起こりうることを知っていてください。

親であっても間違うことや、魔がさすこともあります。

傍観者にならないことも被害を大きくしないために大切なことです。

振り返り、見つめる勇気、傍観者にならない決意を持っていてほしいと思っています。

相談機関

性障害専門医療センター
SOMEC の HP

虐待や暴力に至ってしまった
親の回復支援
MY TREE の HP

性被害のこと

女性の6人に1人、男性の7人に1人は、子供時代に何らかの性暴力被害にあったことがあるというデータがあります。

男性も女性も合わせて3人に1人、というデータもあります。

性暴力の定義は、実は広く考えられています。

●強制された行為

●拒まなかったとしても、嫌悪、恐怖、罪悪感などの感情を経験した性的な体験

●身体接触の有無は問わない

（言葉、本や動画の視聴を強要される、被写体になる、性器を見せられる、見られる、性器や肛門に異物が挿入される、口に性器を入れられる）

●関係性は問わない

（血縁者、恋人、友人、習い事の先生、見知らぬ人など）

なので、例えば、中学生のころなど、やんちゃな男子が「セックス！」とか「まんこ！」とか叫んだりしていましたが、それを聞いて嫌な気持ちになった人がいたとしたら、広い意味で、それも性暴力になるのです。

すべては「受け手がどう感じるか」なので、おつきあいのマナー、コミュニケーションのマナーとして、誰が見聞きしても気持ちが良い行動をとる大切さを、子どもたちに教えていくことも大事です。


私は47年の人生の中で、いろいろな性被害にあってきました。

記憶にある最初の被害は5歳です。

ただ泣くしかなく、相手に「嫌だからやめて」と言えなかったし、被害を親に言えませんでした。

嫌な目にあったのに、なぜか、言ってはいけないことのように感じてしまったのです。

そのあとも傍観者になってしまったり、もっとひどい被害にさらされた時期もあります。

だからこそ、子供たちには、水着でおおう場所は自分だけのプライベートな場所だということを、しみこむまで伝えたい。

そして大人には、自分のデリケートゾーンを無関心でほったらかさずに、丁寧にケアしてほしいと伝えたいのです。

幼いうちから、考え方や行動がデリケートゾーンに親しむことが、自分を守り、性暴力被害や加害を防ぐこと、拡大させないことにつながると感じています。

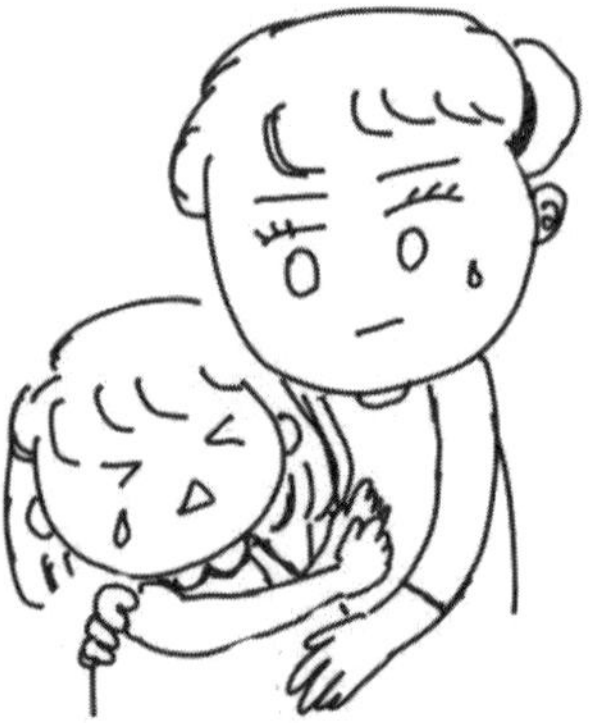

もしも性暴力被害を打ち明けられたら

子供から、または身近な人から被害を打ち明けられることがあるかもしれません。

そんな時はこちらも驚いて、慌ててしまうかもしれません。

その時に、打ち明けられた側は、どんな態度で接したらいいか、考えてみたいと思います。

●被害者を責めたり、否定したりせずに話を聞くこと

「露出の多い服を着ているから被害にあったんだ」とか「嘘をついているんじゃないか？」など…

被害を受け止めにくいと、つい言いがちです。

被害者を責めず、否定をせず、悪いのは加害者であるという立場で話を聞くことに集中します。

●固定観念を取り除いて話を聞く
男性が被害を受けることもあるし、女性が加害者になることもあります。

社会的に「立派な地位にいる」と思われているような人が加害者になることもあります。

●有益なアドバイスをしようと思わずに
○○した方がいいなど、何か役に立つアドバイスをしようと焦らなくていいので、被害を受けた人にとって**「安全な人」になって話を聞くことが大事**です。

●信頼できる人や相談機関の情報提供
被害を受けた人の状況にもよるかもしれませんが、後述する相談機関や警察への通報など、アフターケアについての情報提供を。

検査や治療、処置、証拠の採取などが必要なこともあります。


以下をご参照ください。

相談先の一例

●性暴力救援センター・大阪 SACHICO

24 時間ホットライン

072-330-0799

●サチッコ

19 歳までの子どもたちを
性暴力から守るための相談電話

06-6632-0699

水曜日～土曜日 14:00～20:00

●若草プロジェクト

10 代、20 代の女性に寄り添う支援団体

LINE 相談可能　@wakakusa で検索

清潔にしよう

デリケートゾーンの洗い方について、、誰かに教えてもらった記憶って、ありますか？

私は母から教わりました。

三、四歳だったと思います。

母の太ももにまたいで座り、同じ方向を向いて、お湯で流しながら洗ってもらったことを覚えています。

その記憶があったので、私も同じように娘に伝えました。

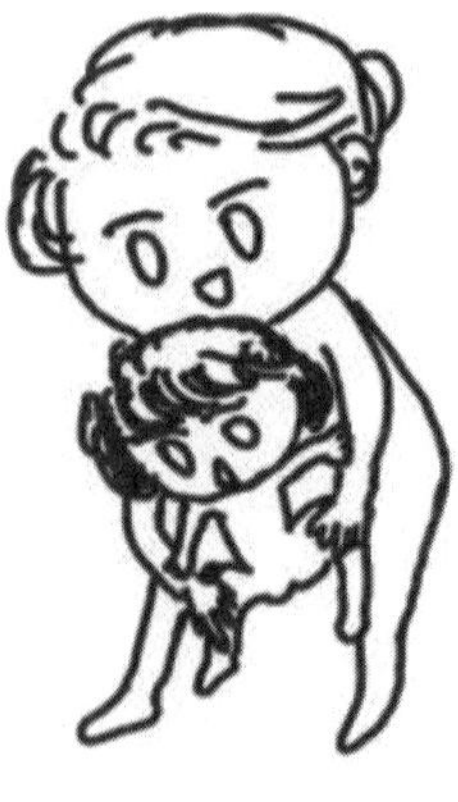

洗い方について、学校で習っていないし、家庭でも教わっていない人が多いと思います。

そして「ねえ、どうやって洗ってる?」と、洗い方を話題にする場面も、なかなかないと思います。

十分に洗えていないと恥垢(陰唇の間にたまるアカ)がたまり、においや痒みの原因になりますから、お風呂のたびに丁寧に洗うことが大切です。

【洗い方】

皮膚と皮膚が接するところは汚れがたまりやすい場所です。

(例えば、脇の下、お尻の間、足の指の間など)

デリケートゾーンの場合は、小陰唇のひだのところ、そしてクリトリスの横にアカがたまります。

爪を優しく当て、アカを掻き出す感じで洗います。

肛門側からクリトリスに向かって。

爪を当てても痛くない程度に、傷つけない程度に、でも、しっかり汚れを掻き出すことができる強さで、加減しながら爪を当ててくださいね。

特にクリトリスの横は、毎日丁寧に洗っても、びっくりするぐらい汚れがたまります！

爪の間にたまるアカを洗い流しては、またひだの細かいところに爪を当てて、肛門側からクリトリスのほうに向かって、汚れを掻き出す。

これを爪に垢がつかないようになるまで、繰り返します。


石鹸を使う場合はデリケートゾーンケア専用の石鹸をお勧めします。

外陰部に適したpHに調整されているからです。

清潔にする、イコール石鹸を使うというイメージがあるかもしれませんが、入浴のたびにシャワーで、先に書いたように、しっかりアカを洗い流せば、清潔を保つことができます。

すると、石鹸を使わなくても、においは気になりません。

ちつのマッサージ（後述）も、日々のケアに取り入れると、おりものの状態が改善し、においが気にならなくなります。

ぜひ、お試しくださいね。

洗い方の動画は
こちら

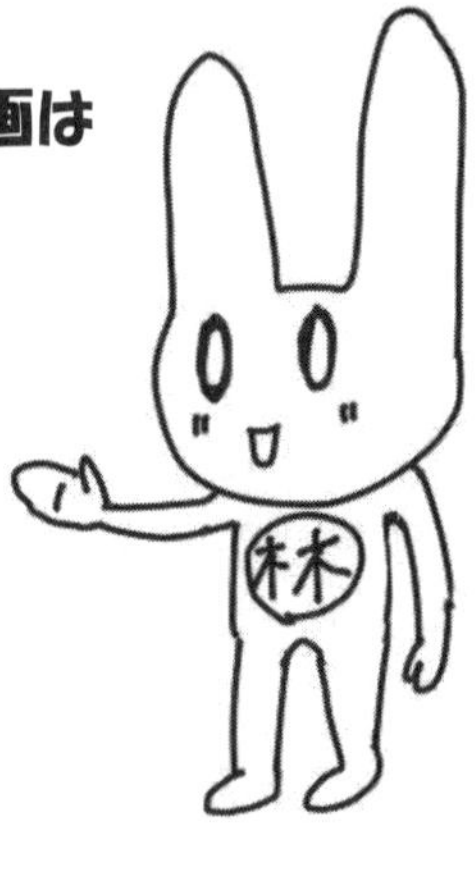

初潮がきた時の大人の声かけ

それは予告なく、ある日、突然やってきます。
トイレから「おかあさぁーん」という呼び声が！
行ってみると「せいりになった～！」の報告。
小さい時「うんち出た～！」の報告って、いらんのに、ありましたよね。
デリケートゾーンについての報告はそれ以来かもしれません。笑

初潮を迎えた場面で、一つ、心に留めていてほしいことがあります。
それは**できるだけポジティブな言葉かけを**する、ということです。
これが**デリケートゾーンへの向き合い方の方向づけにもなる**からです。
月経が来た時の場面、そして大人の言動を、思春期の子どもはよく覚えています。

「え、もう来ちゃったの？」
「そんなに早くなくてもいいのにね」

などと、初潮の時に親に言われた人もいますよね。

大人たちは、自分の月経の経験と想いから、様々なことを言います。

月経が面倒なもの、つらいものと思っている大人は、「面倒だね」「これから毎月しんどくて大変だね」という内容の言葉かけになりがちです。

月経って、正直、面倒ではあるけれど、本当は喜ばしいこと。

痛い、つらいだけでなく、嬉しいこと、おめでたいこと、**ちゃんとケアできるもの**という大人の経験や想いがあると、発する言葉はポジティブになります。

「おめでとう」

「体が赤ちゃんを産む準備を始めたね」

「お腹が痛い時は温めるといいよ」

などです。

ある女性が話していました。

「生理が初めて来たときに、これでお母さんになれるねと母が言ってくれたことが嬉しかった」と。

その方は40歳でした。その年齢になっても言われた言葉や気持ちを鮮明に覚えているのです。

月経は、初潮から閉経まで約４０年、お付き合いする営み。

嫌なもの、痛いもの、面倒なものという意識を超えてデリケートゾーンと向き合えるように、大人の第一声で、まずはサポートできたらいいですよね。


初潮は「いつ」くる？

〜このころには準備を

- 身長146〜148cm
- 体重 40〜42kg
- 体脂肪率17%
- 身長の伸びがピーク
  6か月から2年の間
- 小学5年の半数
- 中学3年生の90%以上

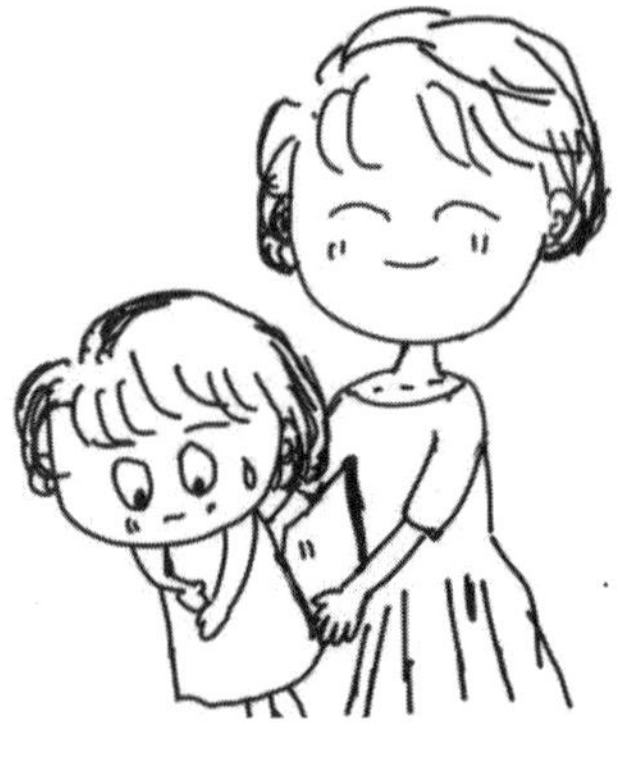

トイレに行く前にも手を洗おう

トイレの後に手を洗うのは普通ですが、私は、自宅以外の場所では、意識して、トイレ前にも手を洗うようにしています。

特に病院では、トイレ前手洗いは必須。

女性は用を足した後、手でトイレットペーパーを「クルクル」して、外陰部を拭きますよね。

また生理用ナプキンやおりものシート、吸水パットなどをショーツに貼りつけますが、それも手でしますよね。

その手が細菌を媒介し、デリケートゾーンの炎症を引き起こすこともあるのです。

●食生活が乱れている時
●睡眠不足の時
●疲労がたまっている時
●風邪気味の時など抵抗力が落ちている時
●結婚や転職などで環境の変化があった時

などはデリケートゾーンも細菌感染しやすくなっています。

トイレ前の手洗いも、デリケートゾーンケアのキホン、清潔にするということの一つですね。

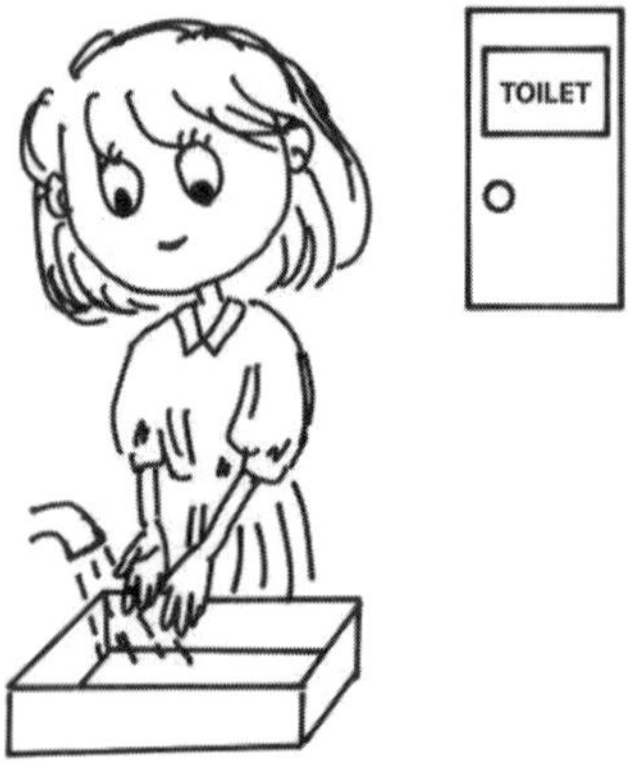

優しくて正しい仕方の話

健康な人は1日に、おしっこは7～8回、うんちは1回は出るものです。なのでそのぐらいの回数、トイレに座るのですが、実は、正しい体勢で用を足せていない人が多いと思います。

洋式トイレでは骨盤が後傾しやすくなりますから、**骨盤を起こすように意識して便座に座りましょう。**

【おしっこの仕方】

まず、深く腰掛けます。

便器からおしっこがこぼれる人、膝付近にある脱いだパンツやズボンを濡らしてしまうことがある人は、便座に座る時に骨盤が後傾しています。

便器の下（奥）の方をめがけておしっこをするように、腰を前に動かし、（お尻を後ろに突き出すイメージです）骨盤を起こすという感覚をつかんでください。

骨盤が後傾した姿勢で排尿すると、おしっこの終りかけの、勢いが小さい時、尿がちつの入口に流れ込み、においやかぶれ、痒みの原因になることがあります。

「考える人」の姿勢で用を足すのもポイントです。


【うんちの仕方】

うんちの時も「**考える人**」のポーズが、
肛門や骨盤底筋に負担をかけない姿勢です。

そしてりきむ時間は最小限！

3分以内が望ましいとされています。

骨盤が後傾した姿勢で**長時間りきむと、**
痔や子宮下垂の原因になるのです。

正しい姿勢で排便できているかを見分けるには、**便器の汚れ方が目安**です。

骨盤が後傾した姿勢で排便をすると、便器が汚れます。

骨盤を起こした姿勢で排便できていると、水が溜まっている部分に便が落ちるので、便器が汚れません。（でもはね返りがある！注意です。笑）

排泄って何気ない行為ですが、座り方も意識してみてくださいね。

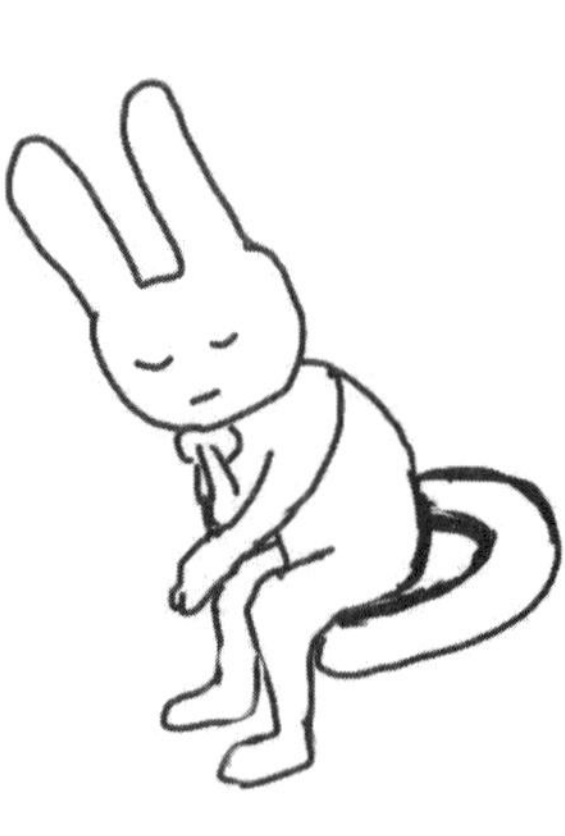

優しくて正しい拭き方の話

【おしっこの拭き方】

これは、家庭でなんとなく教わって成長し、大人から子どもへ伝えているのではないでしょうか？

ペーパーを真ん中、右、左と、当ててじっとする。

ペーパーに水分を染み込ませる気持ちで、当てて1、2、3と数えるようにします。

ごしごし！っとしないでくださいね。

乾燥や痒み、黒ずみの原因になりますよ。

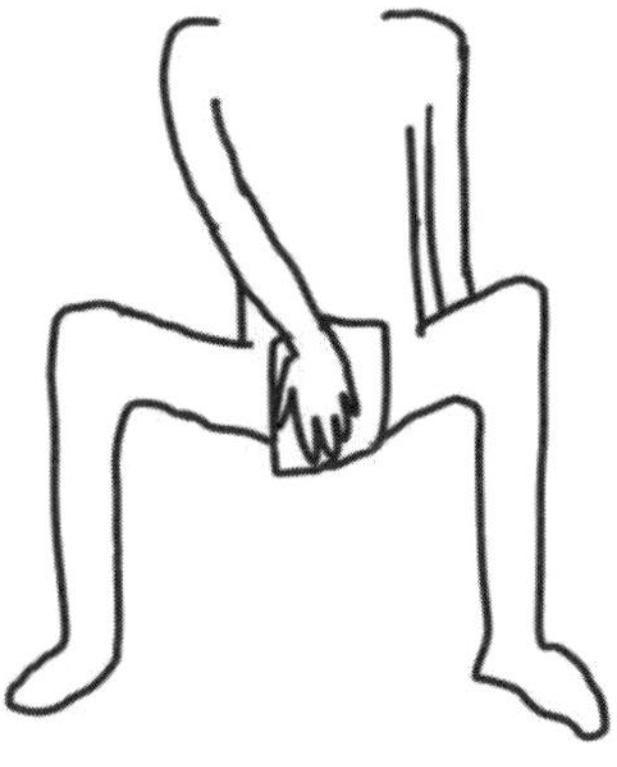

【うんちの拭き方】

女性は肛門の近くにちつ口、外尿道口があります。

便の汚れが広がらないように、**後ろから手を回し、肛門から背中側に向かって拭き上げる**ことが大切です。

ちつ炎や膀胱炎の予防になります。

その時、**肛門をきゅっと締めるように力を入れた状態で拭く**ことがポイントです。

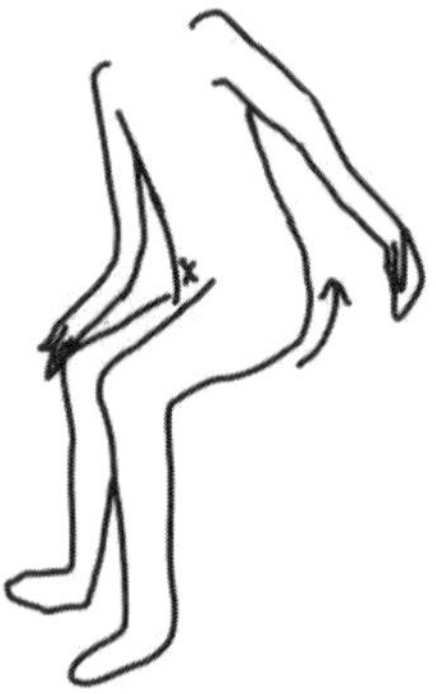

オトナ女子と男子へ

自分を知ること

何においても現状を知る事は大事。

デリケートゾーンについても同様です。

それは良い悪いと評価するためではなく、今の自分の状態を知るためです。

鏡で自分の持ちものであるデリケートゾーンを見た事はありますか？

10人の女性がいたら半数ぐらいの方は「いえいえ、見たことなんてないです！」と言いますね…

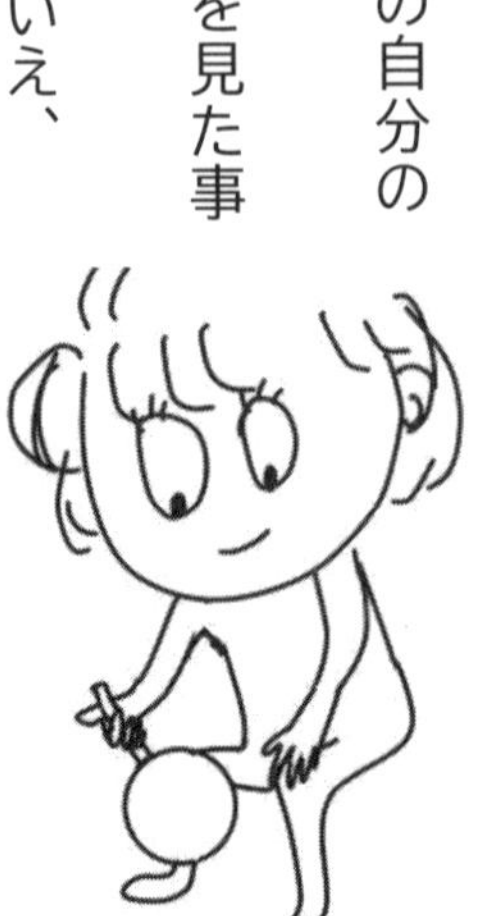

まずはご覧ください！
「外付け」である男性と違って、女性は内側に入り込んでいるので、鏡を使うと見やすくなります。

一日に一度や二度は鏡でお顔を見ますよね？

後ろ姿やヘアスタイルをチェックすることもありますよね。

その感覚に、ぜひ近づいてほしいのです。

だって、自分の大切な持ち物だから。

「私」が見たことがないところを、パートナーに見せている。

それは「恥ずかしい」という感覚が生まれるのも無理はないですよね。

検査や治療では、婦人科の医師にも見せます。

「病院だから仕方ない」「医師だから仕方ない」と思わず…

「人ごと」ではなく「自分ごと」として**自分のデリケートゾーンに自分から歩み寄ってほしい**なと考えています。

見ることに**抵抗がある…という人は、まず「洗う、清潔にする」から取り組んで**みてくださいね。

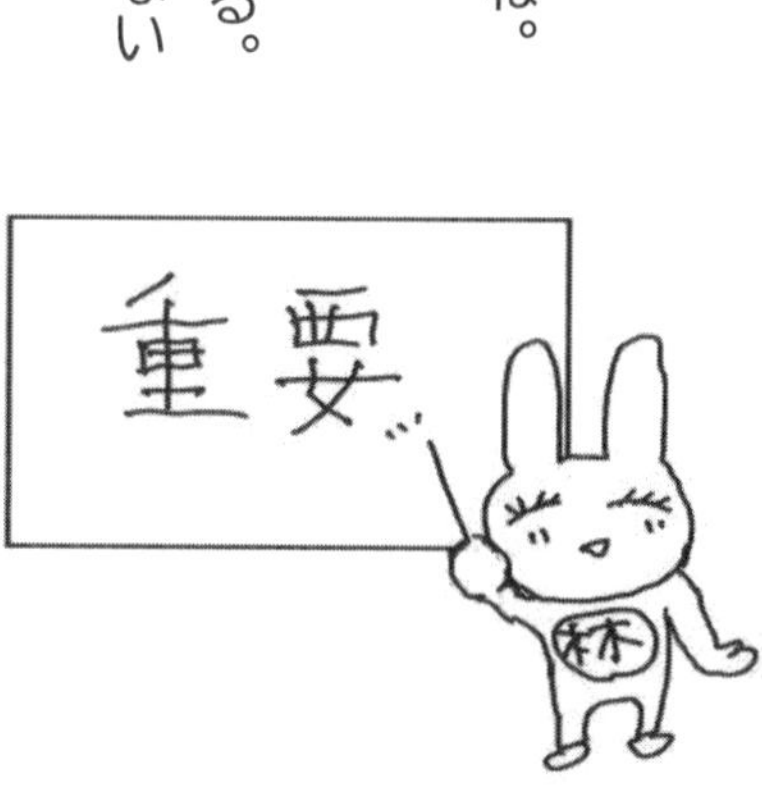

保湿とマッサージ

洗って清潔にしたら、タオルで押さえ拭き。
ごしごし拭かず、**タオルをお肌に当てて、水分を吸わせるように**します。
そしてまだ水分が少し残っている、**湿り気を感じるうち（5分以内）にオイルで保湿**します。

みなさん、好きな順番で保湿してくださいね。順不同です（笑）
私は、デリケートゾーン↓顔↓ボディの順に保湿します。

【デリケートゾーンの保湿の仕方】

まずは内部を。
①細かいひだの部分（小陰唇）と会陰にオイルを丁寧に塗ります。
②そして外側のふっくらした部分（大陰唇）のあたりに。
その部分は椅子に座ると座面に当たるところで、

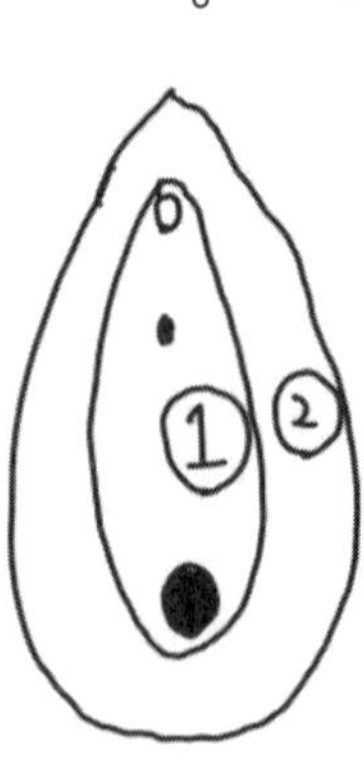

下着でいつもおおっている場所でもあります。

押さえつけられ、血行が悪くなるので、年齢とともに黒ずんだり、ふっくら感がなくなりがちです。

ぜひ丁寧にオイルを塗りながらマッサージしてほしいです。
③さらに、恥骨の上からおへその下まで広範囲に。
④足の付け根は、マッサージで流すつもりで。
リンパ節があるので、優しくさすって、流れを良くします。
⑤そして、太ももの内側から、お尻のほっぺの部分。
⑥最後は肛門へ。
これで所要時間は1~2分。

私は愛用するココナッツオイルやホホバオイルを脱衣所に置いて、お風呂上がりの習慣にしています。

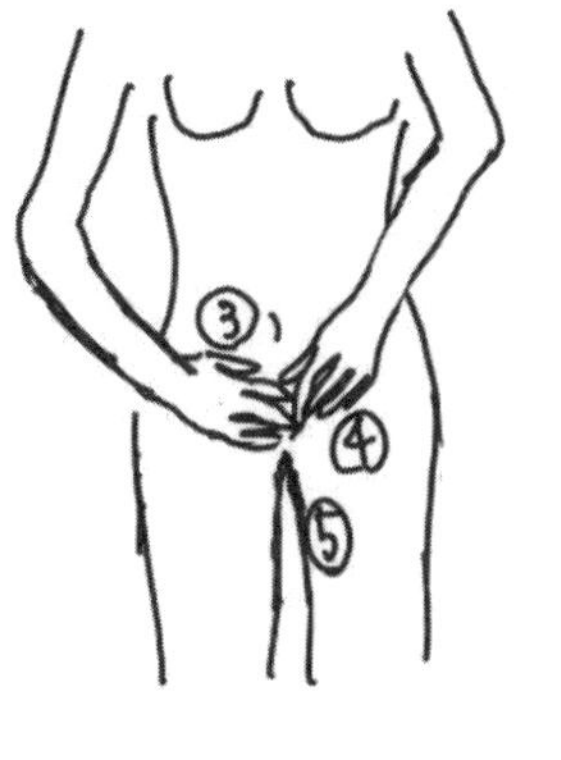

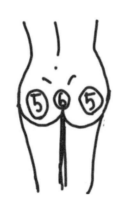

ちつってすごい！～自浄作用の話

健康なちつは酸性に保たれていて、感染症を起こしにくい状態になっています。
ちつ内に雑菌が侵入しても、酸性なので繁殖しにくい環境なのです。
なんと赤ワインぐらいの酸性度だそうです。

もしも、雑菌が入り込んだ時には、おりものの量が増えます。
これは細菌を洗い流そうとする自然な働きです。
例えば…目にゴミが入ったとき、私たちは思わずまばたきをしますよね。
すると涙が出て、目の痛みやゴロゴロ感が解消します。
目と同じようなことが、ちつでも起こります。
そして色やにおいも変化します。

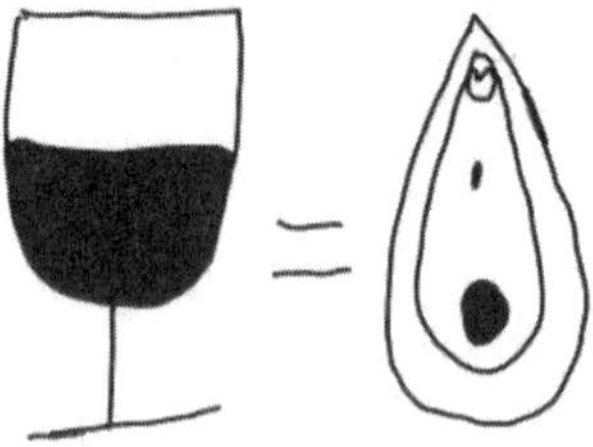

黄色みが強くなったり、においが臭くなることもあります。

白血球が細菌と戦った証拠です。


このように、感染症を防ぎ、健康に保とうとする、**ちつ自らの働き（自浄作用）がちつにはある**のです。


人間の体、そしてちつって、素晴らしい！

でも、自浄作用はいつでも万能とは限りません。

疲労がたまっていたり、風邪をひいた時や抗生物質を飲んだ時、暴飲暴食をした時などは、自浄作用が低下することもあります。

おりものの量が減らない、腐ったようなにおいがする、痒みがあるなど、**普段と違う症状がある時は婦人科を受診してください**ね。

自分に触れよう～ちつのマッサージ

外陰部の保湿やマッサージに慣れてきたら、ぜひ、ちつのマッサージも。

優しく指を入れて、ちつ壁をマッサージ。

さらに指を進めて子宮の入口付近をマッサージすると、こんなにもたくさん、良いことや変化があると言われています。

【デリケートゾーンのこと】

●子宮、卵巣の病気や生理の不調の改善

●ちつ炎の予防

●おりものの色やにおいの変化に気がつくようになり、不調を早期発見できる

●尿もれの改善

●便秘解消

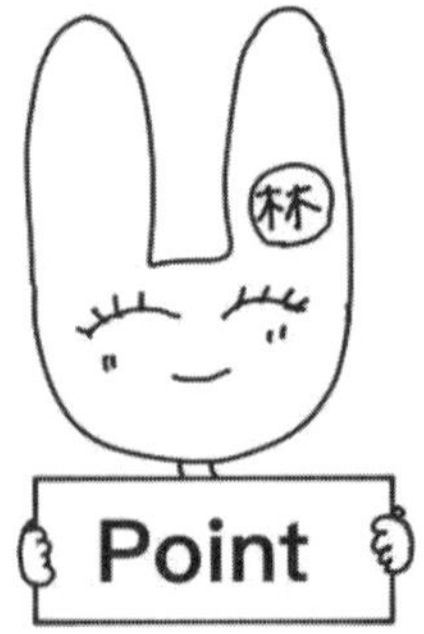

●出産準備として、産道を柔らかくできる
●性交痛の軽減
●濡れやすくなり、感度が上がる

【からだ全体のこと】
●冷え性の改善
●肩こりの改善
●目の疲れが取れて視界がクリアに
●胃腸の調子が良くなる
●お肌のハリ感がアップし、ツヤが良くなる
●シミが薄くなる
●リフトアップ
●体調の変化に早く気づく

【心のこと】

●イライラが改善
●リラックスして気持ちが落ち着く
●元気、やる気アップ
●自分にもっと関心がわく
●自信が持てる
●解放感を感じられる

これはやってみる価値がありますよね！

ちつのマッサージのやり方

1. お風呂あがりやシャワー後の清潔な状態で、リラックスできる環境をつくるソファーにもたれたり、背中にクッションを入れるなど、ゆったりした姿勢を取ると良いですね。

2. オイルやデリケートゾーン用の美容液など、潤滑剤になるものを指先に取り、親指の第一関節あたりまでちつに入れる。

3. U字を描くようにちつの下側を左右にマッサージします。

4. 人差し指、中指を使って、膣の中を360度まんべんなく指圧します。
また反対の親指、人差し指、中指も使うと、触れにくい部分にも触れることができます。

痛くないようにしながら、慣れてきたら指の付け根ぐらいまでちつに入れて、しっかり奥の方までマッサージします。

固いところ、コリを感じるところ、狭いところ、指圧してほぐれるような感じ、気持ちがいいところを探して、感じ取りながら、マッサージを。

日常のケアにぜひ、ちつのマッサージや指圧、湿布を取り入れてくださいね。

●ちつに指を入れることに抵抗を感じる人は、オイルやデリケートゾーン専用の美容液をコットンにしみ込ませて、ちつの入口から肛門までの間(会陰あたり)に湿布するのもおすすめです。

コットン湿布でも皮膚を柔軟にする効果があると言われています。

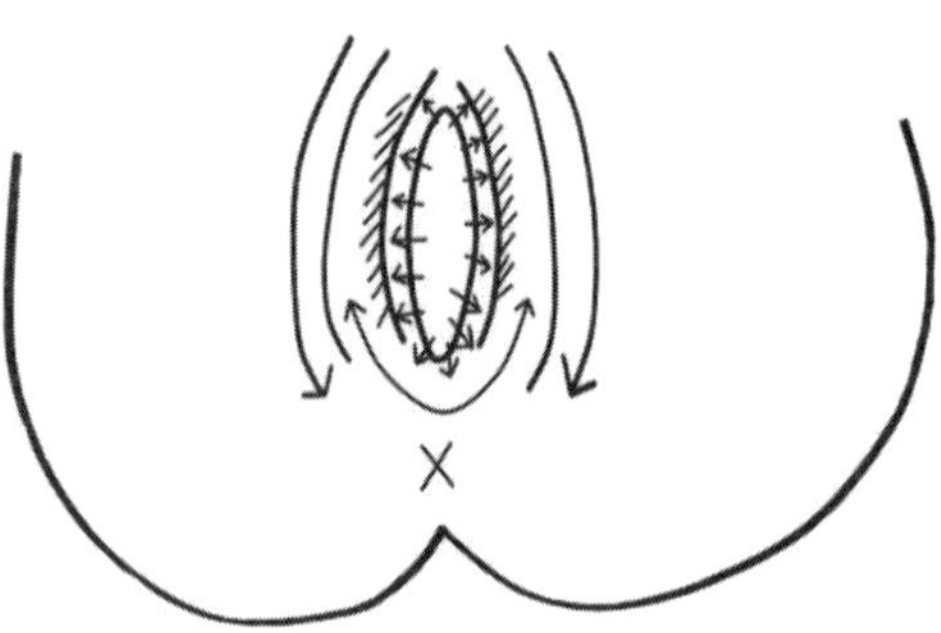

●妊婦さんは**臨月に入ったら3日に一度、ちつのマッサージをしてください**ね。
会陰の血行が良くなるので、お産の時の伸びが良くなり、ちつも柔らかくなり、**産道に不要な傷ができにくく**なります。

マッサージのやり方を動画でもご紹介しています。ご参照ください。

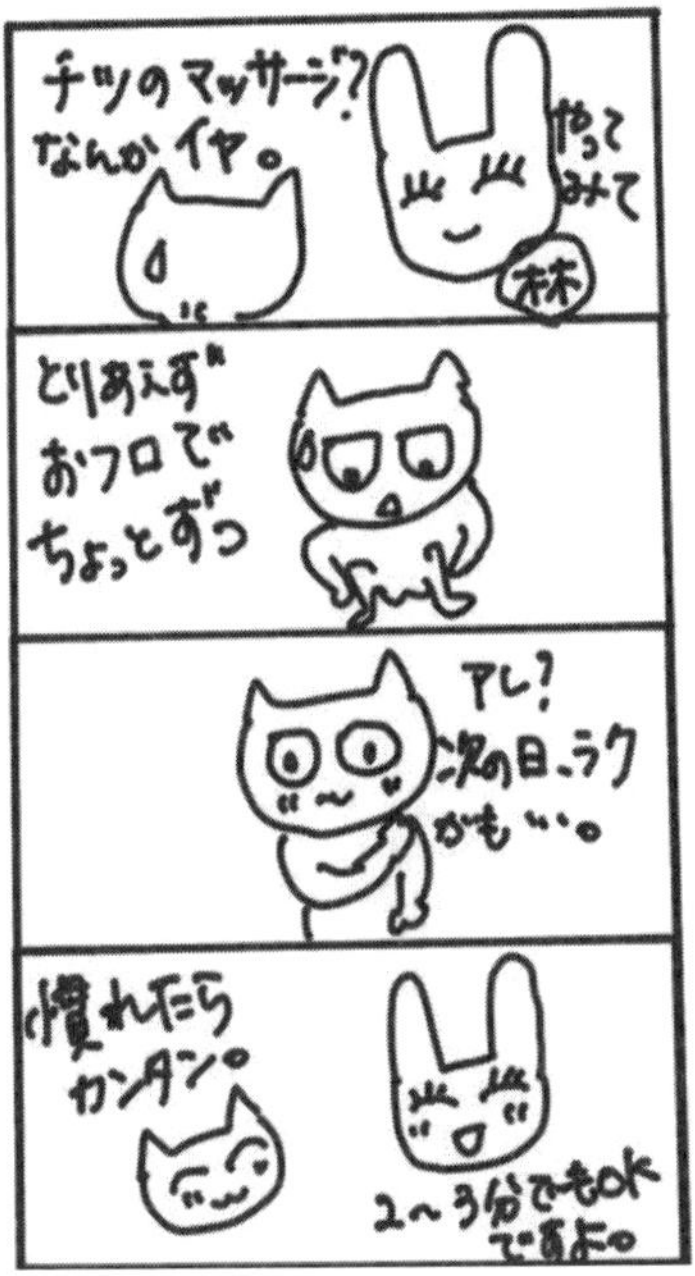
チツのマッサージ？なんかイヤ。
やってみて
林
とりあえずおフロでちょっとずつ
アレ？次の日ラクかも…。
慣れたらカンタン。
2〜3分でもOKですよ。

私はお風呂に入った時、湯船につかりながら、
ちつのマッサージをしますが…

ちつ内にお湯が入るので、ちつ内の環境が変わり、人によっては、入浴後にちつの乾燥を感じたり、おりものの変化があるかもしれません。

（いつものちつ内環境に戻るまで、半日ぐらいかかるといわれています）

わざわざパンツを脱がなくていいので手軽ですが、ちつやおりものの変化を見ながらマッサージしてくださいね。

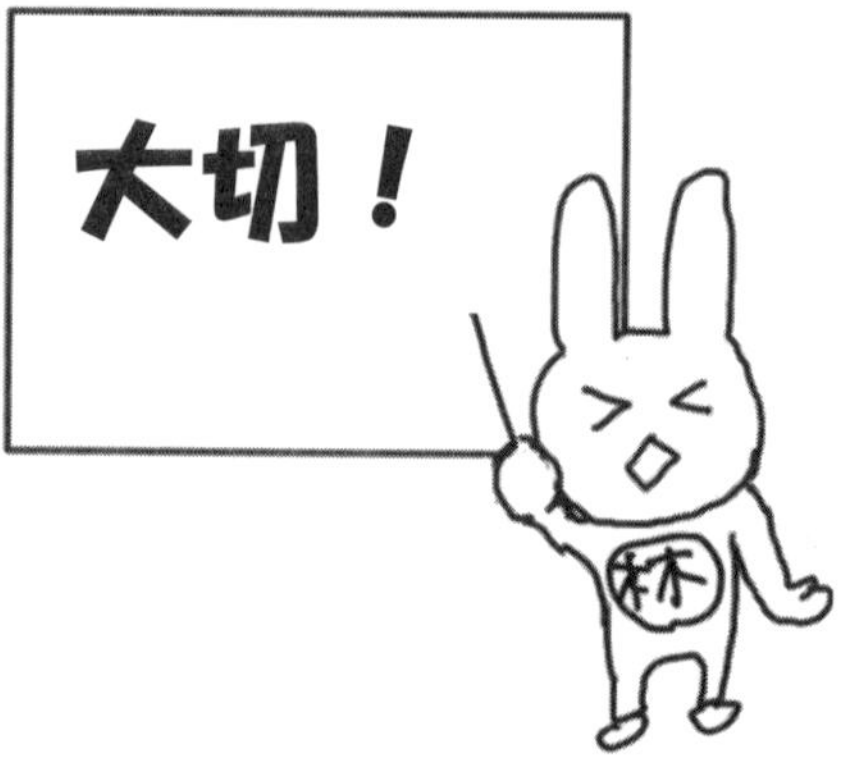

ちつのチェックでわかること

●ちつに指を入れて、指に意識を集中して、きゅっと締めるように力を入れてみてください。

後述の『骨盤底筋のトレーニングで尿もれ、チョイもれを改善』を続けると、指を締める力が強くなっていくことがわかります。

●ちつに指を入れて、口をぽかーんと開けて「はぁ～」っと声を出して息を吐きながら、**ちつの力が抜けてリラックスしている状態**も、指に感じることができます。

●ちつを引き締めた時と、リラックスした時、**このメリハリ**を指に感じてください。男性がペニスに感じている感覚がコレです。

●ちつに指を入れた時に、**コリっとした小鼻ぐらいの硬さの丸いものが触れたら、それが子宮の入り口**です。

指を進めて、やっとちつの奥の方に子宮が触れるなら、良い高さです。

でも指を第2関節ぐらいまで入れたあたりの**低いところに子宮の口が触れる時は下垂気味**です。

後述の『骨盤底筋のトレーニングで尿もれ、チョイもれを改善』をやってくださいね。

●子宮の口にコロン、ぽろん、とした触感のものが触れることがあります。
それは**ポリープ(いぼ)かも**しれません。

小さければ米粒や小豆ぐらいの大きさ、大きければ巨峰の粒ぐらいの大きさで触れることもあります。

ポリープは外来で、簡単な処置で取り除けることが多いので、ちつの奥の方をチェックした時に、何か触れる場合は、婦人科を受診してくださいね。

●子宮の口以外でも、卵巣が腫れたりするとコロンとしたものがふれることがあります。

本来、**ちつの奥には子宮の口だけが触れる**はずです。
触れるものがないか？
時々、奥の方も探索してくださいね。

●ちつの下側（肛門側）にかたまりが触れるのは便です。
下側にぐっと押すと便意をもよおします。
便秘解消のマッサージとして効果的です。

ちつや子宮は自分で触れることができる内臓、臓器の一つです。（胃や心臓などは直接触れることはできませんよね）
なので、**しっかり触れて、自己チェック**してくださいね。

わだかまりの残るセックス

「セックスって信頼できる人、大好きな人とするものじゃないの?」

「それって、当たり前のことでしょ」

と思われるかもしれません。

でもノリやお酒の勢い、成り行き、腹いせなどでしてしまう場面もあります。

そんな事後は、気持ちが落ち込んだり、ぼんやりして活気が出なかったり、空虚感を感じたり…

寝込んだりすることもあります。

ひどい時は体調を崩したり、カンジダちつ炎や膀胱炎になる人も。

そのような心身の変化は、決して偶然ではありません。

体と心が、深い部分でわだかまりを感じているのだと思います。

このような「何とも言えない事後の落ち込み感や体調不良」を、もしも感じた時には、気のせいと思わないこと、見て見ぬふりをしないことが大事です。

そうしないと、心に隙間ができた時や満たされない気持ちになった時に、寂しさや虚しさから、その隙間を埋めようとして、わだかまりの残るセックスを、また、してしまうこともあるからです。

セックスのたびに体調を崩すことから、「あれ？この人とのセックスは、ひょっとしたら、しないほうがいいのかも？」と振り返るようになった人もいます。

こういう**変化**、**すべて、「このセックスから何かを感じ取ってね」という心と体のメッセージ**なんですよね。

だから、これからセックスを経験するかもしれない若い人に伝えたい。

そんな心と体の変化に気づいたら、立ち止まって、その時のセックスや、二人の関係を見つめてね。

できることなら、わだかまりが残るようなセックスではなく、本当に幸せなセックスをしてねと伝えたいです。

ここに書いたことは、私が経験したことです。

「あの感じは何だったんだろう…」と長年、心に持っていたことが、年月をかけ、知人の話、そして学び(本やセミナーなど)から、体験と一致したと感じたので書きました。


セックスワーカーの人もいますし、本意ではないセックスをせざるを得ない環境にある人もいます。

この文章を読んでいろいろな意見があるかと思いますが、これからを生きる若い人たちに、いい体験を重ねてほしいので、思い切って書きました。

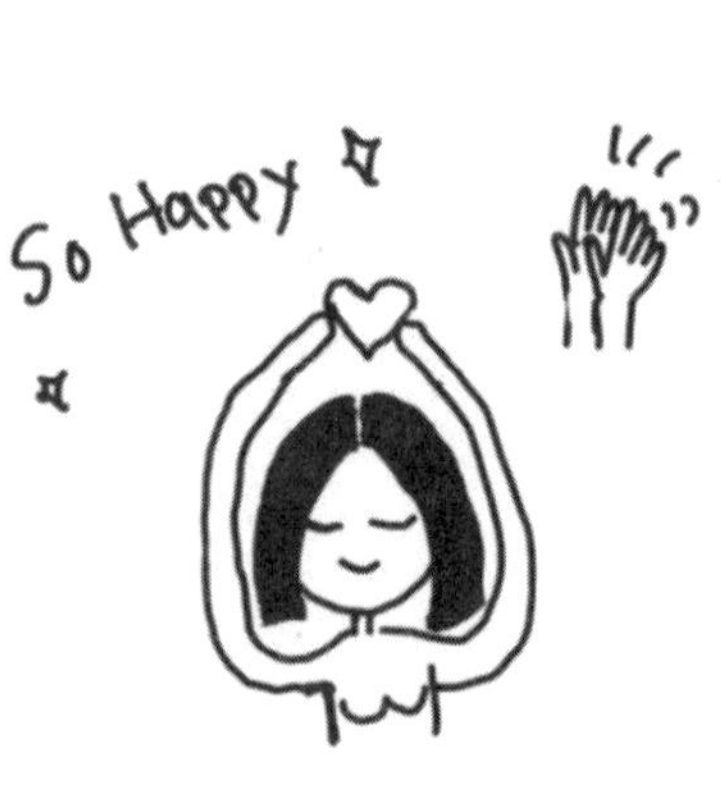

エネルギー源としてのセックス

私たちは口から食べ物を取り入れてエネルギー源にします。

そして睡眠や休息で体をいたわってエネルギーを蓄えます。

また、人とかかわることでエネルギーの交流が生まれます。


深い、浅い、広い、狭い、直接、間接、一方通行、双方向などなど…人とのかかわり方には様々な切り口がありますが、**エネルギー交流の中で最も親密で深みのある行為がセックス**です。


セックスは、自分だけが見て触れる場所であるプライベートゾーンを、相手にさらけだす行為。

相手への信頼があり、同じように相手も自分を信頼してくれているから成り立つ営みです。

自分も相手も、心を込めて、お互いにプライベートゾーンを慈しむ。

（だからこそ、デリケートゾーンに日頃から気持ちを向けて、お手入れすることも大切だと思うのです。）

そうやって、信頼関係をベースにして、体も心も交流する。

そういうセックスができると、双方とも、**エネルギーを充電できる**と言われています。

20代で学んだ代替医療の師匠が

「いい男とセックスしないとダメだ！悪い男とやるとカルマを受けるぞ！」って言ったんです。授業中に（笑）

「いい男」って、容姿端麗であるとか、社会的地位が高いことを言っているわけではないいな…と直感的に思いました。

きっと、生き方とか人への接し方について、意欲があるとか誠実だという意味で、師匠は「いい男」と表現したのだろうなと、その言葉を振り返ります。

さらに師匠は続けました。

「セックスして膀胱炎を繰り返したり、ちつ炎になる相手は良くないぞ!」と。

エビデンスで証明することが難しいですが、師匠の言葉を私なりに解釈、変換すると…

「気」の合う相手と信頼関係を結んでセックスをしたら、良いエネルギー交流ができるし、そうではない相手もいるよ、ということだったのかなと考えています。

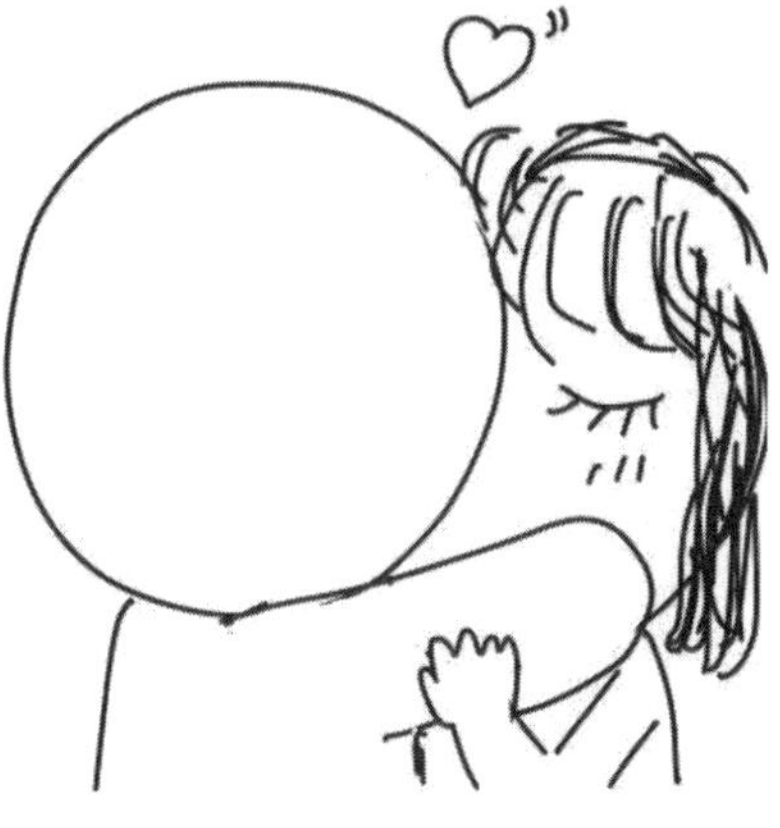

毛の話

ＶＩＯの毛について、よくご相談を受けます。
処理したほうがいいのか？
そのままでもいいのか？
また将来、介護を受けるかもしれない想定をした
介護脱毛のことも、ご相談が多いです。

「海外では処理するのは当たり前なのに日本人は
野放しだから処理すべき」という流れは、ちょっと違和感を感じます。
海外だから、日本だから、ではなく、大切なことは
●自分の体に目を向けているか？
●放置、無関心ではなく、いたわったり、ケアできているか？
●毛があっても、なくても、自分のこと、自分の体を愛せているか？
だと思うのです。

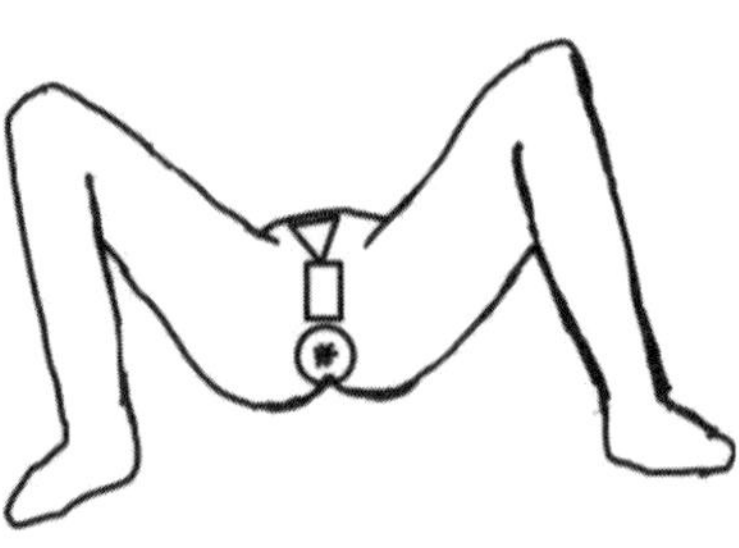

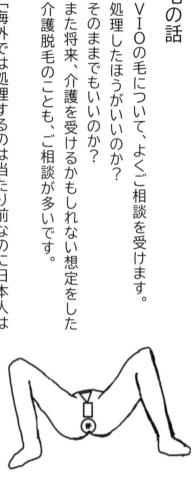

ですから私は、それぞれが好きなようにしたらいいと思っています。毛のことでコンプレックスや不安があるなら処理したらいい。季節や費用の問題、パートナーとの関係など、毛との付き合い方が見つかっているなら、それも良しと思うのです。

メリットとデメリットを記すので、ふまえて検討してくださいね。

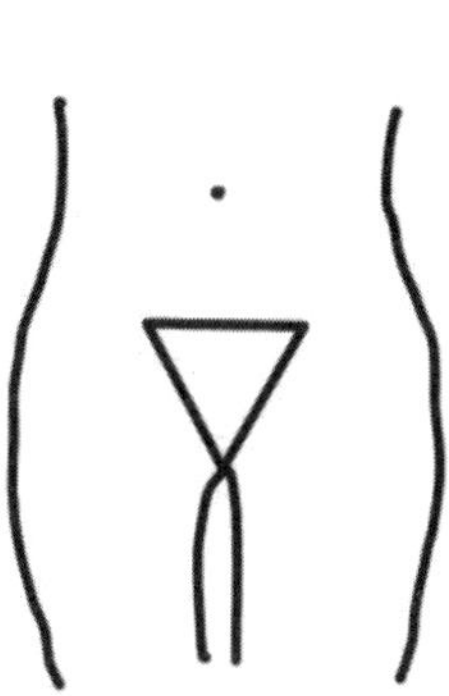

【あることのメリット】

●公衆浴場で恥ずかしくない
（ない方が、なんだか恥ずかしい気持ちになることも）
↓なのでVの部分だけ残す人もいますね。

●毛のデザインができる

●排尿時、トイのようにおしっこを集めるような役目をするので、飛び散りにくい

【あることのデメリット】
●尿や月経血が付着するので不潔になりやすい
●セックスの時にパートナーが触れにくい

【ないことのメリット】
●清潔を保ちやすい
●セックスのときの密着度が高く、素肌感が気持ちが良い
●パートナーが触れやすい

【ないことのデメリット】
●排尿の時にまとまらず、外陰部がビシャビシャになる
●月経時にナプキンが外陰部にべったり張り付く

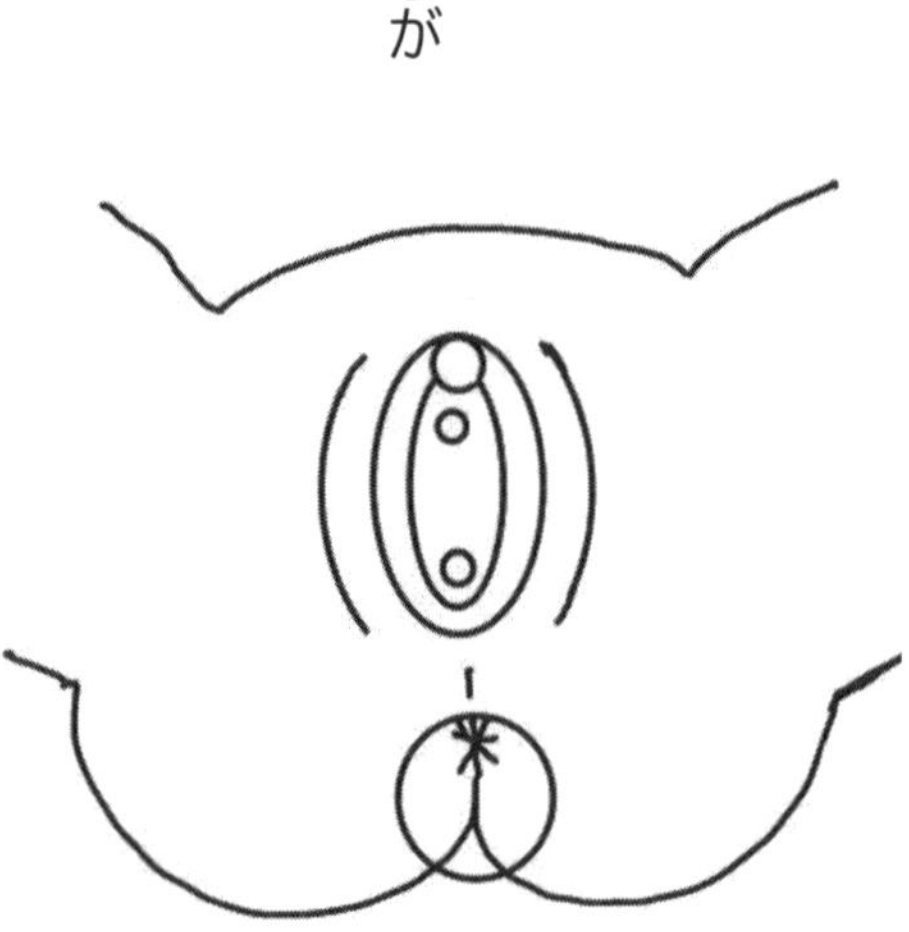

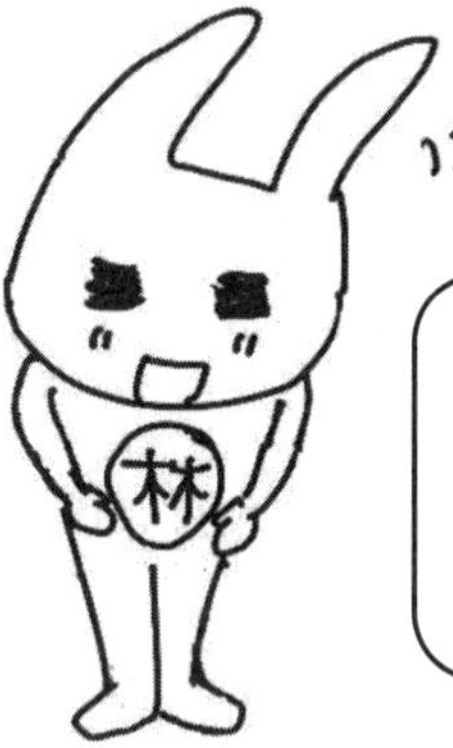

見た目重視でＶは残し、清潔のためにＩとＯは脱毛するという人もいますね。

　ブラジリアンワックスのような一時的な脱毛ではなく、レーザーでの脱毛をする場合はメラニン色素に反応するので、白髪が増えてしまうと十分な効果を期待できない可能性があります。
　なので白髪が出始める３０代後半から検討してくださいね。

婦人科の受診のコツ

風邪をひいたら内科に行くし、歯の調子が悪い時は歯科に行きます。

でも、デリケートゾーンの不調や悩みは、恥ずかしさが大きく、受診しにくい感じがあるかもしれません。

「前々から気になっていたけど、かなり時間が経過して、やっと婦人科に行った」

という声を多く聞きます。

受診が遅れてしまうことだけは避けてほしいことです。

親がデリケートゾーンに対する羞恥心が強いと、娘をスムーズに受診させない傾向があります。

そして

「若い時は生理不順で当たり前。そのうち順調になるから」

「まだ若いからホルモンバランスが整っていないせいで、生理痛がひどいんだ」

などの親の思い込みも、受診を遅らせてしまうことがあります。

コツがいくつかあります。

●性交経験のない人は、その旨をきちんと伝える

問診票で尋ねる欄もありますが、見落とされるといけないので、勇気を出して「セックスをしたことがないです」と直接、看護師や医師に伝えてください。

その場合は内診やちつのエコーはせず、採血やお腹の上からのエコーなど、他の方法で診断をします。

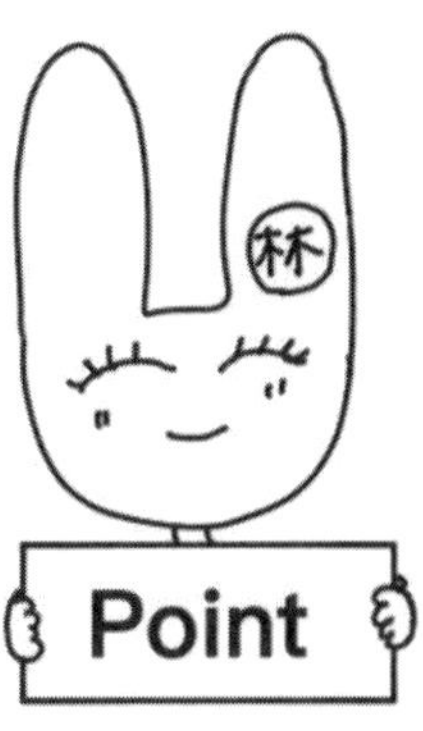

●女医さんの手が優しいとは限らない

女医さんを希望する患者さんも多いですが、診察の手や話し方が優しくて丁寧な男性医師もたくさんいます。

その逆で、おっかない女医さんもいます。

内診の手が…なかなか、ぐいっと来るような…女医さんも…います…

●スカートと長い靴下をはいて行く
内診の時には下着も服も脱ぎます。

その時、ズボンだと、本当にすっぽんぽんになっちゃう…

でもスカートなら、上にまくりあげてもらえば大丈夫です。

さらに長い靴下をはいていると、肌を露出する部分が少なくてすみますね。

●ひざ掛けやバスタオルを持参する
以前は、内診台にあがると、膝にタオルをかけたり、太ももあたりにカーテンをひいたりしていました。

でも、コロナが流行している今、感染予防対策のため、膝のタオルは使わない病院もあるようです。

なので、自前の、膝にかけるものを持参すると良いです。

羞恥心が少しでも減りますように。

からだの他の部分と同じように、何か気になることや心配なことがある時には、早めの相談や受診を心がけてくださいね。

ＨＰＶ（ヒトパピローマウイルス）ってなに？

ＨＰＶ（ヒトパピローマウイルス）は**子宮頸がんのほか、陰茎や腟、肛門などのがん、口やのどのがん、尖圭コンジローマ（良性のイボ）など、デリケートゾーンの様々な病気の原因になるウイルス**です。

お風呂やプールなど日常生活上で感染することはありません。

主に**性交渉で感染**するウイルスで、コンドームを使用していても、手指や口を介して感染することがあります。

性交経験がある人の８割はＨＰＶに感染していると考えられています。

感染しても約９０％の人はウイルスが排除されるので、**感染したら必ず発症するわけではありません。**

子宮頸がんの場合は、ＨＰＶに感染した人のうち、実際に発症するのは１００人に１人程度といわれています。

他の病気についても、日頃から自分の体に関心を向け、デリケートゾーンをよく観察して、(もちろん他の部分も)些細な変化にも気づけるようにしておきたいですね。

そしてこれは男性にも言えることです。
HPVは性交渉で感染しますから、女性だけの問題ではありません。
中咽頭がんは女性よりも男性に多い病気です。
9歳以上の男性が打てるHPVワクチンもあります。

自分自身のこととして、そしてパートナーにも関係があることとして、一緒に考えていきたいことですね。

ＨＰＶワクチンと子宮頸がん予防

ＨＰＶワクチンはＨＰＶ（ヒトパピローマウイルス）の感染による病気を予防するためのワクチンです。

（ＨＰＶが原因となる病気の中で代表的なものが子宮頸がんなので、「子宮頸がんワクチン」と呼ばれてきましたが、正しくはＨＰＶワクチンです。）

ここでは子宮頸がんの予防について考えてみます。

２００種類以上あるＨＰＶの型の中で、１５種類が子宮頸がんの発生に大きく関わっているといわれています。特にがん化するスピードが速いＨＰＶ１６型と、ＨＰＶ１８型はワクチンで予防効果が期待されています。

海外での研究の結果、９つの型に効果があり、子宮頸がんを９０％以上予防できると期待されるワクチン（シルガード９）が、日本でも２０２０年７月に承認されました。

日本の女性に対しても同様の予防効果が期待できると発表されています。

（セックスを経験する前にワクチンをうつことが効果的ですが、４５歳ぐらいま

での女性には有効とも言われています）

物事にはなんでも多面性があるように、薬やワクチンにも作用（有効性）と副作用（副反応、リスク）があります。

この2つの比較って、ものすごく難しいですが…

うつか、うたないか、うつなら時期は、など決める必要があります。

そしてワクチンをうてば大丈夫、ということでなく、2年に一度は病院で検診を受けることが大切です。

日頃から自分の体に関心をもって、変化を観察し、早期発見に努めたいですね。

※2021年8月現在、「積極的な勧奨の差し控え」の状態になっています。

つまり「ワクチンをうってくださいね！と国が積極的に勧めていない状態」です。

シルガード 9 以外の 2 種類のワクチンは、対象年齢であれば無料でうてる「定期予防接種」です。

新型コロナウイルス感染の影響で、無料で接種できる期間に幅を持たせている自治体もあるようです。

詳しくはお住まいの管轄の保健センターに問い合わせてくださいね。

20代から知っておきたいカスイとダツの話

カスイとは、内臓（子宮、ちつ、膀胱）が下にさがってくる「下垂」のこと。

そしてダツとは「脱」のこと。

下垂から、さらに下にさがってきて定位置で支えきれずに、体の外に脱出してしまう状態が「脱」です。


骨盤底筋という内臓を支える筋肉の弱まりも、原因になります。

下垂や脱のために、トイレが近くなったり、尿もれが起きたり、便秘や下腹部の不快感など、デリケートゾーンの不調を感じることにもつながります。


子宮にはちつがつながっています。

膀胱には尿道がつながっています。

子宮・膀胱は、自分の意志で強めたり、リラックスすることができない筋肉です。

ちつや尿道は、きゅっと引き締めたり、意識して力を抜くことができる筋肉です。

筋肉の種類が違うので、この2つをつなげるために結合組織という接着剤の働きをする組織があり、子宮とちつ、膀胱と尿道を、それぞれつないでくれています。

でも**加齢や出産経験で、その接着剤が弱まったり、劣化して、2つをつなぐ働きを成さなくなるというのが、下垂と脱の理由の一つ**です。

おしっこを途中で止める動きや、ちつを引き締めるトレーニングをすると、一定の効果はあります。

でも、それさえすれば万能、オールOK！ということではありません。からだ全体の中の一部分が骨盤底筋なので、バランスよく引き締めることが大切です。

下垂による不快な症状が出始める30代後半や、出産後から慌てて運動に励むのではなく、20代から、適度な運動を心がけたり、引き締めるトレーニングをしておくことも、下垂と脱の予防になります。

トレーニング法は、後述の『骨盤底筋のトレーニングで尿もれ、チョイもれを改善』をご参照ください。

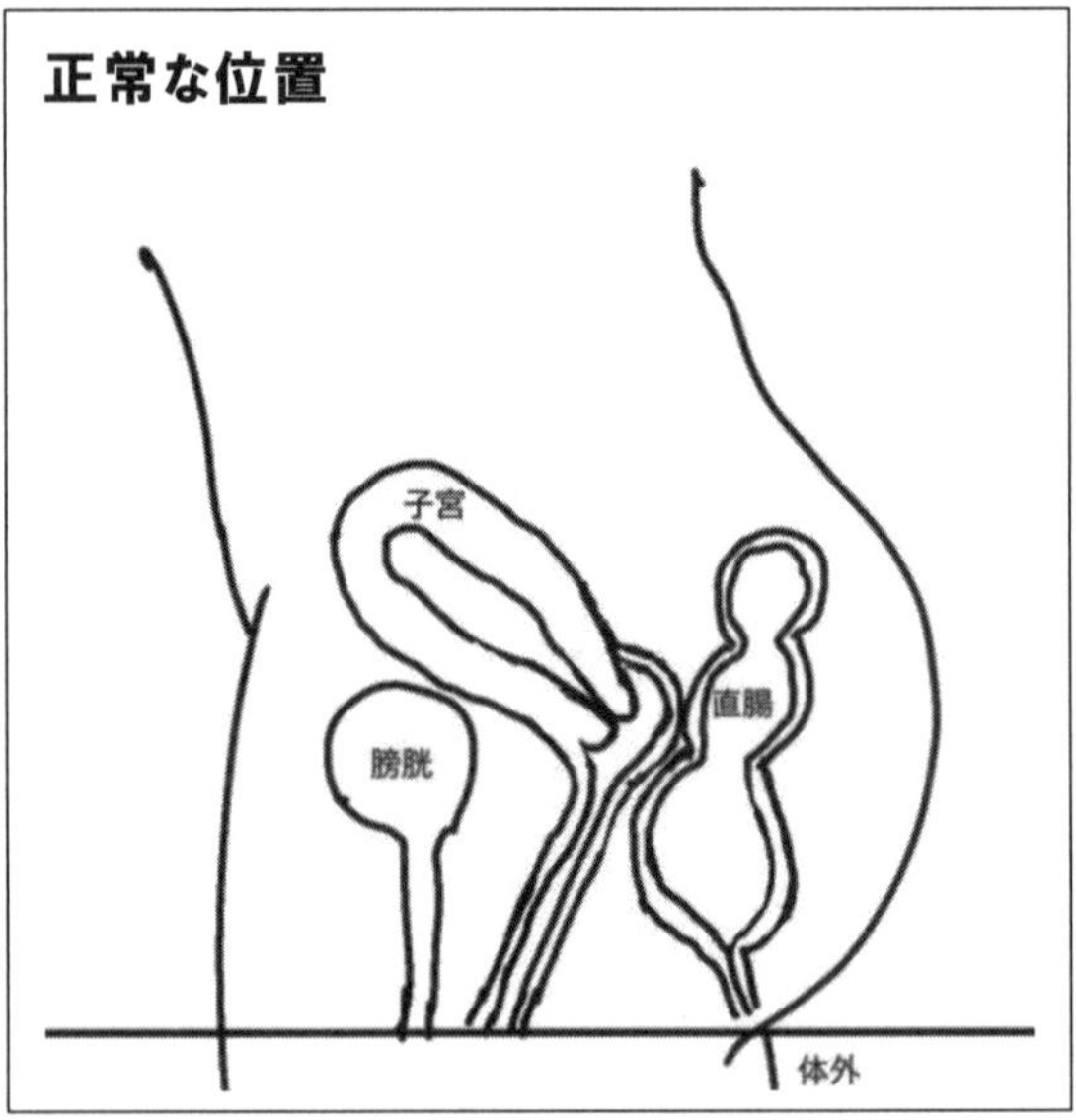

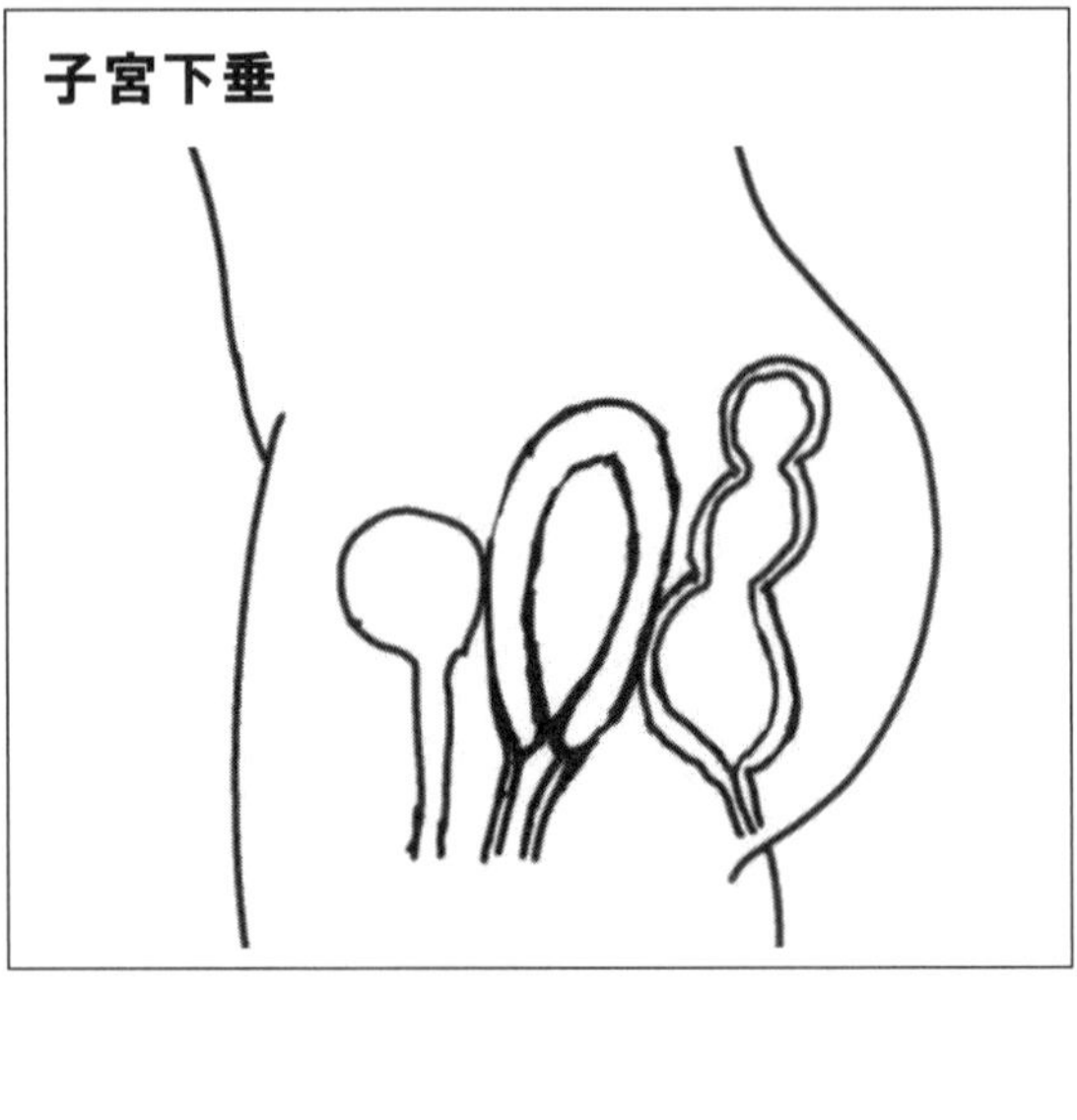

男性も意識を向けよう～洗うことについて

包茎の人は特に、先っちょに尿や汗、垢がたまりやすいです。(日本人男性の80%は包茎といわれています。)

子どもの頃からむいて洗う習慣づけが、予防につながります。

育児相談の場面で、赤ちゃんのママさんから「どこまでむいたらいいですか?」と、よく質問があります。

「どこまで」というのは○㎝とか、○㎜とは言いにくく、**ママの指先に赤ちゃんのおちんちんの抵抗を感じつつ、むいて、洗って**もらうしかありません。

子どもが3、4歳になったら、自分で洗うように伝え、見守ります。

もちろん十分に洗えない年齢ですから、時にはサポートしてください。

はじめは下手でもいいから、**自分で洗う意識をつけていくこと**が大事です。

あと、女性目線でいいますと、陰のう(玉ぶくろ)付近の洗い方が足りない人も見受けられます。

風通しが悪そうですから、においが気になることがあります。ということは、男性自身も蒸れる不快感や、ひどいと痒みなどにもつながるではないでしょうか。

皮膚と皮膚が接するところは、他の部分でも、汚れや水分がたまりやすいものです。

丁寧に洗うことに加えて、水気をしっかりふき取ることも大事です。

それから、「清潔に」ということで石鹸やボディソープを使うのですが、竿の部分の洗い流しが足りない人も、時々います。

オーラルセックスの時に、ボディソープの味が…

洗い流しもしっかりお願いします！

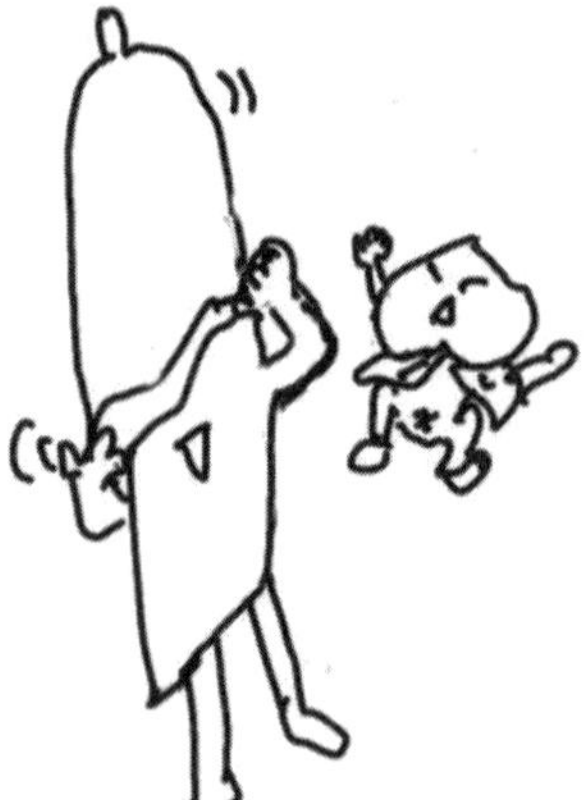

オイルマッサージ＆湿布は男性にも効果的

男性がデリケートゾーンをマッサージしたら「**勃起障害が改善した**」「**妊活にチャレンジできるようになった**」という声があります。

睾丸、会陰部、そけい部、下腹部を中心に、下着でおおう部分をそっとマッサージ。

オイルを使うと皮膚の摩擦が少なく、より心地よく感じられます。

触れること、さらに優しい気持ちと圧でマッサージをすることで、血行が良くなるだけでなく、リラックスを促します。

射精の時、体のスイッチは「興奮」の方に入っていますが、**勃起するためには「リラックス」にスイッチが入った状態になる必要がある**のです。

血行が良くなりペニスに血液が流れ込む。気持ちも安心している。

こういう、体も心もリラックスできている状態の中でこそ、しっかり勃つのです。

マッサージは、**男性ホルモンの分泌をうながす**とも言われています。男性ホルモンは、やる気、決断力、前向きさ、活気などと関連があります。

キッチンペーパーにオイル(ココナッツオイルやホホバオイルなど、植物性のものがオススメ)をしみこませ、睾丸を包み込んでオイル湿布することも効果的です。

デリケートゾーンケアは男性にとっても、このような**体と心の活性化が期待できる**、未知なる可能性高いケアなのです。

男性不妊が増えている

今、5.5組に1組のカップルが不妊に悩んでいるといわれています。

以前は、原因は女性にあると思われていましたが、実は男女半々です。

そして男性が原因の不妊の中でも、**近年、増えているのは勃起障害と射精障害**です。


男性不妊を専門にしている泌尿器科の先生のお話によると、次のような患者さんの声が増えているとか。

●ちつだといけない。
●1人じゃないといけない。
●妻だと勃たない。

なんてこった！と思いますね。

誰と一緒に子どもを授かりたいの？

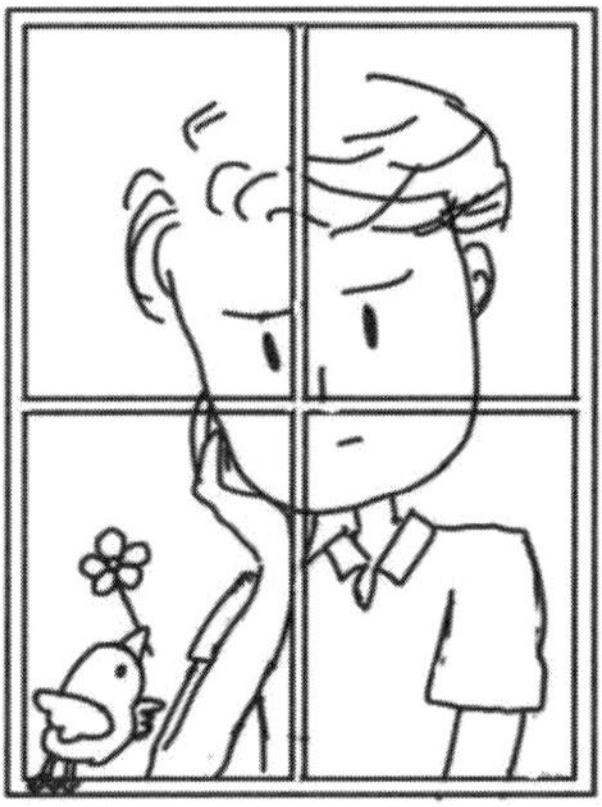

誰と一緒に家族をつくっていきたいの?って。

これらはあらゆることにおいて、**「ちょっと間違えた強い刺激」**が原因です。

【ちょっと間違えた強い刺激　その1～グリップが強い】

マスターベーションの時の握る力です。

強い刺激が常になってしまうと、もっと強く、もっと、となってしまい、それに慣れてしまった結果、ちつでいけない「膣内射精障害」の男性が増えているそうです。

引き締めトレーニングをしているちつでも、手の握りの強さに敵うはずがない!

また「床おな」「壁おな」という言葉も聞きます。

床や壁に押し付けたり、本に挟むマスターベーションも、強い刺激に慣れてしまうので(私には気持ちよさが体感できないので理解が不十分なところもありますが…)やめてね!と、中学生向けの性教育でも話しています。

【ちょっと間違えた強い刺激　その2～紙から動画に】

私が子どものころ、雨に濡れたエロ本が団地の端っこに落ちていて…見たいような、でも、見てはいけないような、なんとも恥ずかしいような気持ちになった記憶が。

昔、紙媒体での表現だったものは、動画の形に移り変わり、性描写もより激しくなっています。

しかもスマホを持つことで、簡単にアダルトビデオを観ることができるようにもなっています。

脳は強い刺激をどんどん欲し、それに慣れてしまうので、

「エロ本だと満足できない」

「動画を観てもなんとも思わない」

という男性の声も多く聞くようになりました。

このことも、日常、隣にいるのが当たり前の「妻」だと勃たなくなる理由の一つかもしれません。

【ちょっと間違えた強い刺激　その3～創作の世界と現実は違う】

生身の人間と親しくなって交際するとしたら、段階を踏む必要があります。

連絡先を交換する

←やり取りをして仲良しになる

←デートする

←手をつなぐ

←スキンシップが徐々に深まっていく…というように。

でもアダルトビデオの世界では、そんなプロセスはぶっ飛ばして、開始数分で、あり得ないような関係性やシチュエーションでも、体の接触が繰り広げられます。

他者と親密になるには、分かりあおうとするコミュニケーションが必要になります。

コミュニケーションの積み重ねの結果、親密になり、プライベートゾーンに触れることができる関係性になる、それが現実です。

時間もいります。

誠実さもいるでしょう。

親しくなるコミュニケーションを省けるのは、アダルトビデオが創作の世界だからだということを、知っていなくてはなりません。

精子が少ない、いないという不妊や、精子が通る管が詰まっているということが原因の不妊もありますが、ここに書いたことは**生活習慣の在り方で防げる不妊なので、10代の男性にも知っていてほしい**事柄です。

不妊治療とセックスレス

不妊治療で、まず取りかかるのはタイミング法です。

尿検査やエコーで排卵を予測して、そのタイミングでセックスをして妊娠を目指す方法です。


でもこのあたりから、実はセックスレスの気配が出てきます。

排卵日だけすればいいよね、という感覚になりがちなのです。

したいからするという本能的な感性は奥に引っ込んで、「セックスをしなくちゃ！」と頭で考えている状態になりがちです。


排卵は月に一度だから、女性にとっては大事な妊娠のチャンス。

だから必死です。

パートナーに対して「今日やで！」と、つよく強く念を送りがちです。

でも男性はその「今日やで！」の念がプレッシャーになる人もいます。

勃起するにはリラックスが必要ですが、この念は緊張をもたらすので、勃ちにくくなる人もいるのです。


もしもタイミング法で授からなければ、人工授精や体外受精に進みます。

この治療法では、マスターベーションで精液を採取してもらう必要があります。

女性が病院へ行く2時間ぐらい前に、容器に採ってもらうのです。

「パートナーが望むことであれば」

そして
「自分たち家族のために」

と、協力的な男性も増えていますが…

「これに採ってね」と容器を渡された男性の気持ち、いったい、どのくらいの女性が考えているでしょうか？


治療が高度になればなるほど、2人の間からセックスが遠のいている、そんなカップルが多いです。

2人は想い合っていて、家族が増えることを望んで治療をスタートした。

でもその中で、コミュニケーションが減り、体と心の触れ合いが遠のいている。

そういったカップルに出会うと、不妊治療の高度化と夫婦関係の深まりが反比例するデリケートな問題に、複雑な気持ちになります。


不妊で悩むカップルが増えています。子どもをほしいと思って1年授からない時は、受診を検討してくださいね。そして、まずは男女ともに採血や超音波、卵管造影、精子の状態チェックなどの検査を受けましょう。

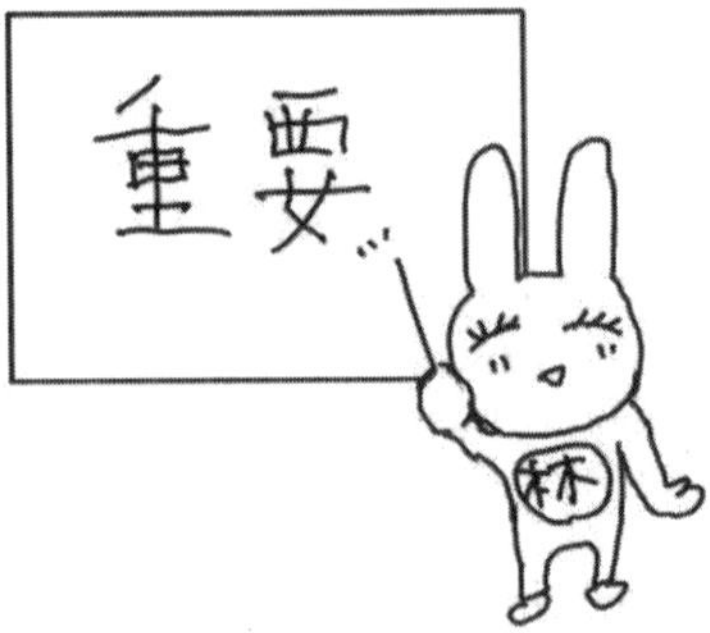

スペシャルケアを楽しもう

更(幸)年期をより良く～体のしくみ

更年期というと、どんなイメージを持つでしょうか?

「女の終わり」「枯れる」「心身が疲れている」などと言う人もいますが…

尊敬する大学の先生が「幸年期」と表現されていて、このタイトルにも使わせていただきましたが、すごく前向きな表現ですよね。


「更」は、さらえる、つまり**新しくする、リセットするという意味**があります。

人生が「更に」良くなっていくための、新しい出発がこの時期だとも言えます。

今年47歳になった私は、最近チラホラ見え隠れする心身の変化を
「これは更年期のせいだから」
とネタにしつつ、味わっているところです。
(自分で言うからネタですが、「イライラしてるのは更年期のせいだ」と家族など他者から言われると、それは腹が立ちます。笑)

閉経の前5年、後5年を更年期というのですが、閉経の平均年齢は50．54歳ですから、45~55歳が更年期と言えます。

（もちろん閉経する年齢には個人差がありますが）

閉経は、**最後の生理から、まるまる一年なかったら、閉経**とみなします。

なので「あ、あれで閉経ね」と、あとから分かるのです。

そして、「あー、そういえば整理が終わった頃から、なんとなくしんどかったよなぁ~」ということになるのです。

体に起こる変化を理解できると、不安が少し軽くなると思うので、分かりやすく書きたいと思います。

①年齢を経ると、卵巣の働きが低下し、エストロゲンという女性ホルモンの分泌量が減る。

←

②脳が「がんばれ！がんばれ！」とムチ打って指令を出すので、卵巣の働きを促すホルモンの分泌が一時的に増える。

←

③そのため、短い月経周期で排卵する。「あれ？今回は生理が早く来たなぁ」ということが増える。

←

④その卵巣の頑張りが長くは続かず「もっとがんばれ！ホルモンを出しなさい！」という指令に応えられなくなる。「あれ？最近、生理が来るのが遅いなぁ」というのがこの状態。

←

⑤卵巣が「もう、がんばれない…」排卵しなくなり、閉経を迎える。

という仕組みです。

　このようなホルモンの変化に対して、自律神経が働いてくれるのですが、調子を整えきれず、**心身の不快な症状（のぼせ、発汗、肩こり、頭痛、疲れやすさ、イライラ、不安、情緒不安定）**が出てきて、**日常生活を送ることが困難なもの**を**更年期障害**というのです。

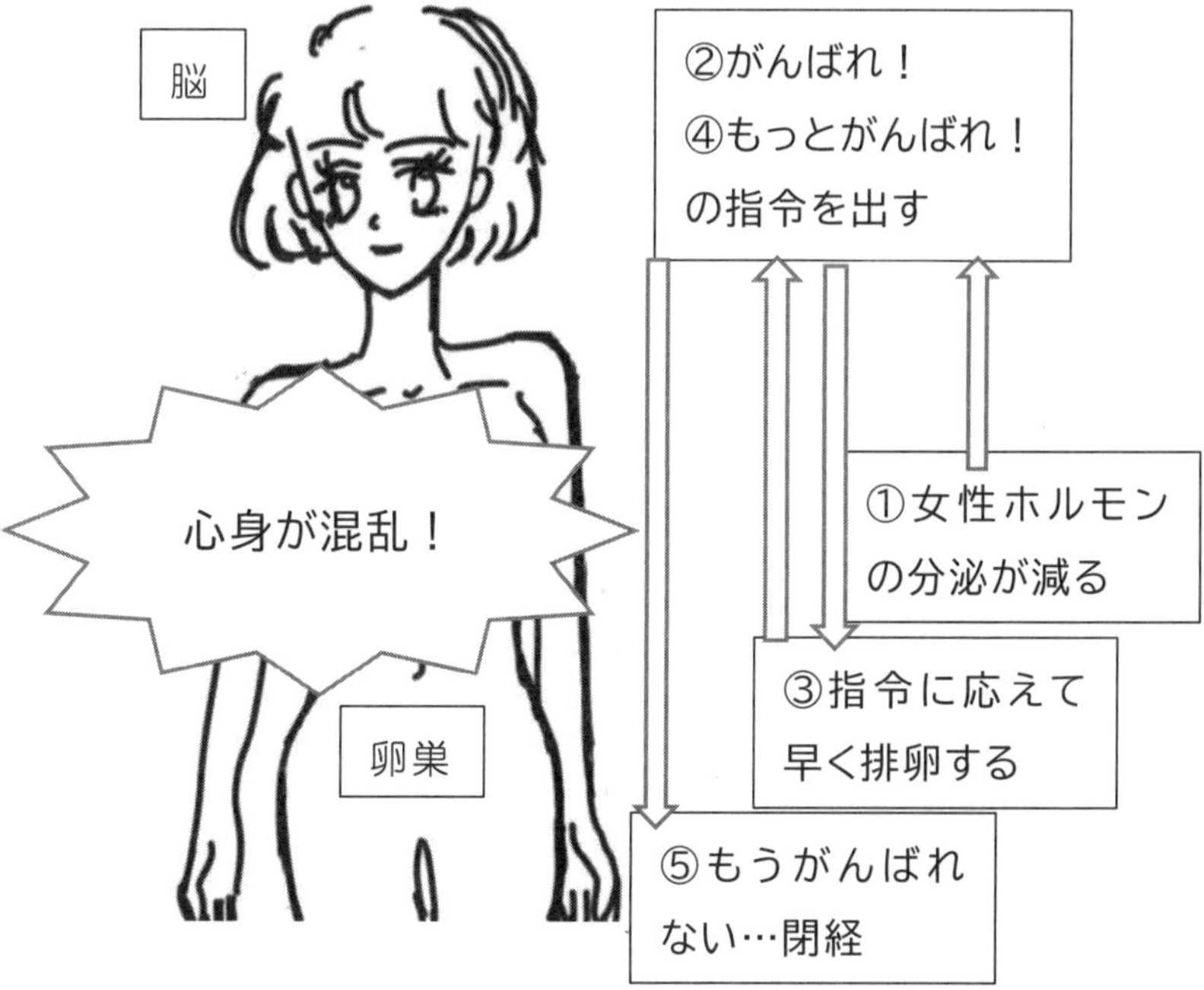
脳
②がんばれ！
④もっとがんばれ！
の指令を出す
①女性ホルモン
の分泌が減る
心身が混乱！
③指令に応えて
早く排卵する
卵巣
⑤もうがんばれ
ない…閉経

更(幸)年期をより良く～過ごし方とケア

この時期、女性は役割が多くて、とても忙しいですよね。

子どもの進学や就職、結婚など。

そして親の介護。

仕事をしている人は、責任ある立場になることも多いです。

パートナーは昇進したり、このご時世ですから転職や離職する方も。

コロナ禍でテレワークが増え、働き方も変わりました。(パートナーが家にいる時間が増えたことがストレス！という女性の声も…)


自分も家族も、イベントごとがたくさんあり、状況が変わることが多く、それらの一つ一つに対応して、一人三役も四役もこなす女性たち。

忙しい毎日の中、休む間もない。

むしろ、暇な時間ができると不安や焦りを感じてしまう。

この時期の女性あるあるです。

女性ホルモンが減ることで、体にもこれまでにはなかった変化が。

●月経周期の乱れや経血量の増減
●生殖器や泌尿器の潤いがなくなるため、ちつ炎、膀胱炎、性交痛、尿もれや尿失禁が起きやすくなる
●皮膚の萎縮が起こり、しわ、たるみ、乾燥やかゆみ、しみが気になる
●骨量が減少し、骨粗しょう症のリスクが高くなる
●血中コレステロールを分解する作用が低下するため、動脈硬化が起こりやすくなる
●体全体の調整能力が低下するので、のぼせ、喉の渇き、肩こり、頭痛、不眠、いらいらなどを起こしやすくなる

このような**様々な自覚症状を自己判断で「更年期のせいだ」と、片づけないこと**が大切です。

内科疾患や婦人科疾患が隠れていないか？

きちんと鑑別してもらうことが重要です。

日常生活に支障をきたす場合はホルモン補充療法で、かなり楽になることも。

不調を感じたら、忙しくても受診を検討してくださいね。

婦人科だけでなく、他の部分のがんや病気も増えてくる年齢ですから、1～2年に一度の定期検診を受けることも必要です。

「検診を受けているからOK！」「安心」ではなく、ライフスタイルの見直しもいりますよね。

食生活を整えること、適度な運動と休息、規則正しい生活など、当たり前だけど後回しにしがちなことを後回しにせず、セルフケアをして、丁寧に暮らすことが大切です。

アロマテラピーなどの代替医療も、暮らしの中にうまく取り入れると助けになります。

後述するちつのマッサージやオイル保湿も更年期の不調を改善するための大切なセルフケアです。

外陰部やちつの状態が良い方に変化するだけでなく、**「肩こりが解消した」「目がスッキリした」**などの変化を感じる方もいます。

心と体の関係では、**「趣味ややりがいあることを持っている人は、更年期の不調が軽い」**という研究データがあります。

この時期から平均寿命の年齢(2021年7月発表のデータでは87．74歳)まで約40年。

実は、**閉経から亡くなるまで、かなり長い時間を過ごす**わけです。

ということは、いかに心身ともに元気で、周囲の人と調和して暮らせるかということは、かなり大事なのです。

子供が巣立った後の夫婦関係の見直しや、社会とのつながり(趣味をもつ、ボランティア活動、おしゃれをするなど）を意識した暮らしも、ここで再考してみるとよいかもしれませんね。

意外と乾いている！

女性の性器はおりもので湿り気があり、中に入り組んでいるので、ムレや痒みが気になる人も多いのではないでしょうか。

生理中はナプキンを当てるため、より、ムレて不快感を感じやすくなります。でも生理以外の時期、**実は、意外と乾燥**しています。

お風呂のとき以外は下着をつけていますし、椅子に座ったり、歩くたびに擦れたり。

このような摩擦のせいで、乾燥するのです。

乾燥すると、痒みが表れる人もいます。

さらに年齢を重ねると、皮膚が痩せて弾力がなくなり、若い時のぷっくり感がなくなる見た目の変化。

そして黒ずみ。

これらも、乾燥の影響です。

コットンにオイルや美容液をしみこませ、ちつの入り口から肛門のあたり（会陰のところ）に湿布をしてみてください。

数時間でコットンがカラカラになります。

こんなにも乾燥しているんだ…と感じますし、マッサージや保湿のケアがいかに大切かを感じていただけると思います。


かゆみ、弾力のなさ、黒ずみは乾燥の影響かも。

そんな時は、オイル湿布やちつのマッサージを試してくださいね。

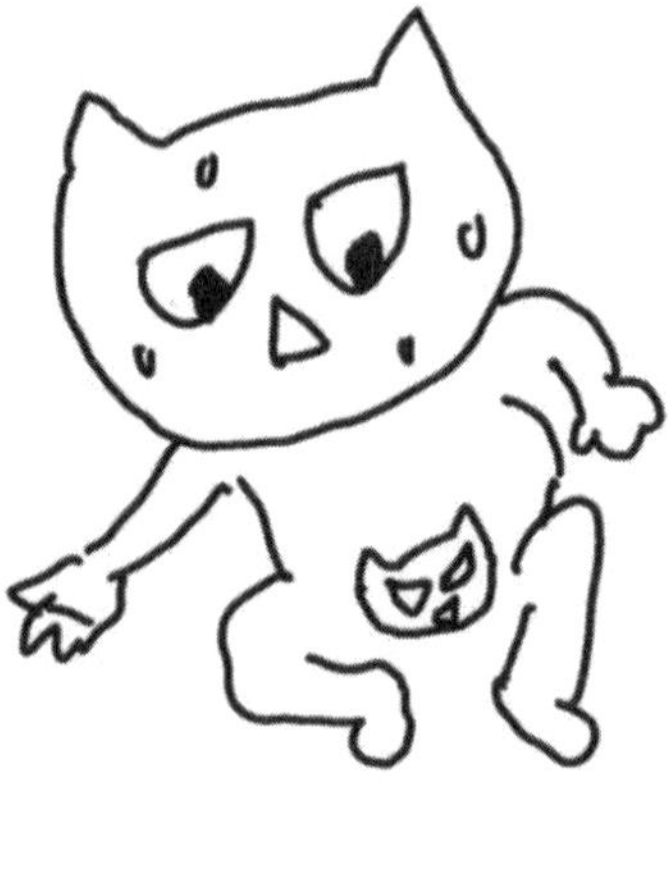

セックスが痛い

デリケートゾーンの表面の乾燥については前述しましたが、粘膜の部分も加齢やストレスで潤いがなくなります。
これはセックスが痛い「性交痛」の原因でもあります。

セックスが痛いと、する前から楽しくないよね。
実は「早く終わればいいのに…」と思ってる。
痛くないふり、気持ちがいいふりをして付き合う。
断ると、あからさまに不機嫌になる男性もいるからね…

そんなふうに思っている女性もたくさんいます。

これでは女性自身が楽しくないし、それが相手にも伝わり、関係も悪くなってしまう…

性交痛を改善するための方法をいくつか提案します。

●デリケートゾーンの保湿とマッサージ

ちつ、外陰部の細かいところ、そして足の付け根、下腹部、太もも、お尻も、入念に保湿とマッサージを。

（前述の『保湿とマッサージ』『ちつのマッサージのやり方』をご参照ください。）

血行を良くして冷えを改善しましょう。

ちつのマッサージは特に念入りに。

マッサージをすると、**毛細血管が発達し、分泌液が増え、濡れやすくなる**といわれています。

ホホバオイルやココナッツオイルは皮膚を柔らかくする作用があるのでおすすめです。

ちつ壁を柔らかくすると痛みの改善につながります。

●グッズの使用

なめらかにして挿入を助ける「潤滑ゼリー」が市販されています。

またローションは、いろいろな種類があります。

温感や冷感を楽しめるもの、オーラルプレイに対応したオーガニック製品で、フルーツやミントなどの味が楽しめるものなど。

こういうものを取り入れて二人で楽しみながら使うこともおすすめです。

私が監修したデリケートゾーンのための美容液『潤-BI(うるび)』は、保湿効果もあり、マッサージにも潤滑剤としても使用できるのでおすすめです。

後述する『さらに健康に美しく~デリケートゾーンのための美容液』をご参照ください。

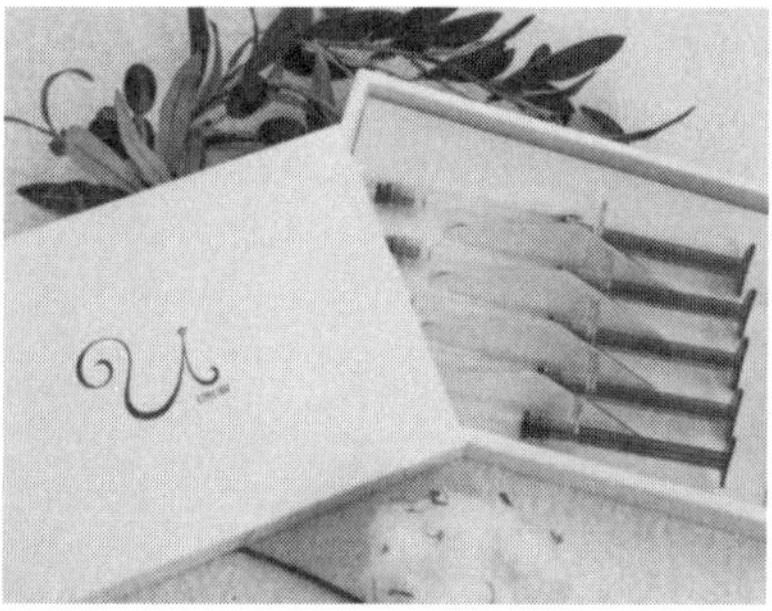

●意思表示

丁寧に前戯してもらえたら濡れやすくなります。

「こうしてくれたら感じるよ」

「こっちのほうが気持ちいいな」など、意思表示をしないと伝わらないことがたくさんあります。

伝えることをさぼらずに、二人のセックスの時間をつくっていけると、より豊かな時間になりますよね。

言いにくいけれど、**痛いのを我慢することは、自分を大切に扱っていない**こと。

自分がかわいそうです。

自分の体と心の声を聴いてあげて。

これは、自分のために大切なことだと思います。

セルフケアをしながら、自分の体と心を愛してあげて、相手とのコミュニケーションも深め、新しい二人の関係性、二人のセックスをつくりだしてくださいね。

人間の根っこの元気とセックス

食欲、睡眠欲、性欲という三大欲求は、人間の根っこが元気かどうかを表すバロメーターです。

疲労がたまっている時、体調が悪い時、ストレスがある時、つまり人間の根っこの元気度が落ちている時は、ご飯が美味しくないし、良い睡眠もとれない。

男女とも、そんな時はセックスも楽しめない。

男性は
●中折れ
●勃起が持続しない
●射精までいかない　など。

女性は
●濡れにくい
●いつもは気持ちがいい部分が心地よくない、それどころか気持ち悪い　など。

今までとは違う感じがセックスの場面で表れ始めます。

体と心はつながっていて、おちんちんも、おまたも、本当に繊細で正直だなって思います。


若いころは元気で回復力もありましたが、あまりにもストレスが多い現代社会。はやいと男性は20代後半から、先に書いたような様子が出始めます。

前と違う感じを著しく覚えるのは40代に入る頃でしょうか。


女性は両極な感じがします。

家事や育児、仕事に追われて30代からセックスが億劫になる人が出始めます。

億劫になると積極的、能動的に楽しめず、受動的な「おつとめ」になってしまう。

そうすると、心地よくないから濡れにくくなり、性交痛がひどくなったりして、ますます楽しめない状態になりがちです。

かたや、30代後半からセックスがすごく良くなる人もいます。

妊娠出産を経験して以後、ちつと、子宮の入り口の感度が上がったという人も多いです。

セックスは

●心身のつながりを感じること

●愛情表現

●ふれあい

●快楽

など、パートナーとの間で、いろいろな意味を持つ行為ですが、**生物としていちばん大きな役割は命を次の世代につなぐ「生殖」**です。

だからこそ、体と心に余白、スペース、ゆとりがないと、「生殖」の役割があるセックスという行為にまで、エネルギーが回らないのです。

心身の疲労やストレスをためず、御飯が美味しくて、ぐっすり眠れるように…日々、元気に充実して暮らすことは、性を楽しむためにも大切と言えます。

尿もれのこと

娘を出産直後、くしゃみをした時、「あっ、ヤバっっ！」と思うことがありました。尿もれです。

（尿もれには２つのタイプがありますが、ここでは腹圧性尿失禁について書きます）

４０代女性の３０％に尿もれがあるというデータがあります。

世の中を見渡しても、尿もれ、チョイもれは、身近なこと、よくあること、という印象、意識づけになっている気がします。

例えば、還暦を迎えた昭和のアイドルが、ローライズタイプの尿もれパンツのＣＭをしたり。

４０代の女優さんが尿もれパットのＣＭをしたり。

これはもう、かなり危機だなと思っています。

「こんなにきれいなタレントさんや女優さんでも、尿漏れパンツやパットを使うことは、決して恥ずかしいことでも珍しいことでもないんだよ」

「むしろ使うことが当たり前」

「40代で尿もれがあっても普通のことだよ」

「だから恥ずかしがらないで、パンツやパット、買ってね」

というメッセージの、文字通り垂れ流し。

ほんと、恐ろしい！


私たちは知らず知らずのうちにメディアから刷り込まれて、もともと備わっている人間の力を奪われているのかもしれません。

ドラッグストアでは、吸水パットのバリエーションの多さに驚きます。

漏れるからパンツやパットで受けるのか？

受けるものがあると思うから、漏れるようになるのか？


どんなライフスタイルで生きていきたいか、イメージする必要がありますよね。

尿もれパットを欠かせない、垂れ流しの人生を歩みますか？

「もういい年だから仕方ない」って諦めますか？

うーん…

諦めるのはもったいない気がします。

だって、**トレーニングやケアをすれば、改善の見込みが大いにある**のだから。

「あっ、ヤバっっ！」という気になる瞬間が時々あった私も、今は改善しています。ピラティスや、骨盤底筋を引き締めるトレーニング（次のページを参照）、そしてちつのマッサージをするようになったからです。

今、尿もれ、チョイもれがあるという方は、ぜひ、トレーニングやちつのマッサージを試してほしいです。

骨盤底筋のトレーニングで尿もれ、チョイもれを改善！

くしゃみをした時や、子どもとトランポリンやジャンプをした時など、お腹にきゅっと力がかかる瞬間に尿もれする「腹圧性尿失禁」

加齢や出産経験、太りすぎなどから、骨盤底筋（内臓を支えている外陰部にある筋肉）がゆるんでしまう。

そのため、尿道を締める力が弱くなり、尿が漏れやすくなってしまいます。

内臓の下垂で膀胱が圧迫されることも、原因の一つです。

このタイプの尿もれは、トレーニングで改善する見込みが大いにあります。


トレーニングで大切なことは、下垂した内臓を引き上げてから締めることです。

① あおむけに寝て、膝を立てます。ポイントは膝の下に足首が来るようにポジションを取ること！

② お尻をぐっと持ち上げます。膝から胸まで一直線の滑り台を作ってください。

③ その状態をキープして下腹部に力を入れます。

下腹を引き上げるイメージをしながら。

おへそを縦長の形にするようにイメージしながら。

お腹を引き締めます。

④ その状態をキープして「排尿を途中で止めるように」力を入れます。

⑤ その状態をキープして1・2・3・4・5とゆっくり数えて、1・2・3・4・5でゆっくり力をゆるめます。
これを5セットやりましょう！

動画でチェック！


このトレーニングは、あおむけの姿勢でやりますが、毎日の暮らしの中でできる「ながらトレーニング」もあります。

私は車を運転するとき、水筒を太ももの間に挟んでいます。(笑)

それと、台所仕事など、立っている時に両足を閉じるように心がけています。

どちらも、太ももの内側の筋肉を強めるトレーニングです。

太ももの内側の筋肉と骨盤底筋は連動しているので、こういった地味なトレーニングも、実は効果がありますよ。

単に、骨盤底筋をぎゅうぎゅう締めれば改善するということではありません。全身の中の筋肉の一部だから、バランスが大事。

歩く時間を増やすとか、普段から良い姿勢を保つとか、からだ全体の中の骨盤底筋という意識も忘れずに。


引き締めるトレーニングの他、ちつのマッサージも効果があるといわれています。血行が良くなり、細胞が活性化します。

そして指を入れてちつを締める動きをしてみると、「ここに力を入れればいいんだ」と意識しやすくなり、トレーニングの効果も上がります。

ぜひ引き締めるトレーニングとともに、ちつのマッサージも取り入れてくださいね。

（前述の『自分に触れよう～ちつのマッサージ』『20代から知っておきたいカスイとダツの話』もご参照ください。）

経皮毒～デリケートゾーンの吸収率

私たちは、日々、食品添加物や界面活性剤などの化学物質にさらされています。それらは口から体内に入ることが多いですが、実は**最も面積が広い吸収場所は皮膚**です。

経口摂取(口から体内に入る)の場合、物質は、胃腸で消化吸収され、肝臓で分解されて、血液中に入ります。

経皮摂取(皮膚から体内に入る)の場合は、一部は皮下組織にたまり、他はダイレクトに血管やリンパ管に入ります。

吸収して10日目には、経口摂取の場合は約90%が体外に排泄されますが、経皮摂取の合は約10%しか排泄されないそうです。

さらに皮膚の部分によって吸収量に差があります。

かかとのようにガサガサした硬い部分は吸収量が少なく、毛の生えている部分は吸収量が多いことが証明されています。

ステロイドの吸収率について、腕の内側を1としたとき、手のひらは0．38倍、かかとは0．14倍。

ですが、頭は3．5倍、わきの下は3．6倍。

なんと、男性の睾丸は42倍の吸収率なのだそうです。

塗布する量、濃度、皮膚の状態、年齢や体調によって、少し差があるかもしれませんが、睾丸の皮膚でこんなにも吸収するとしたら、粘膜でできている女性のデリケートゾーンは、さらに吸収率が高いのではないかと推測します。

紙おむつ、おりものシート、生理用ナプキン、尿漏れ用の吸水パットや吸水パンツ、介護用の紙おむつ・・・

生まれた時から死ぬまで、特に女性は、何か当てっぱなしの人生です。

これらの製品は、漂白剤を使って白くしたり、消臭のためにデオドラント材など、化学物質を使っています。

その化学物質が、様々な女性の不調や病気に関与しているという意見もあります。

生理用のナプキンを、使い捨てではなく、自分で洗う布ナプキンに変えて以来、経血のにおいが気にならなくなった、生理不順が整った、生理痛が改善した、という方がいました。

オーガニックコットンを使用したナプキンも市販されています。

40倍以上の吸収率があるといわれる場所に、何を使うか。

少し高価でも良質のもの、自分が使って心地よいものを選ぶことも、大切なデリケートゾーンケアではないでしょうか。

ちなみに、経費毒の話題になると、「シャンプーのにおいがする羊水」を語る方がいます。

でも、長らく助産師をしていて、シャンプーのにおいがする羊水に出会ったことはありません。

妊婦さんが使ったシャンプーの香りが羊水に移行するほどの濃い成分なら、他の健康障害が起きていると思うので、これは都市伝説です。

さらに健康に美しく～デリケートゾーンのための美容液

美容先進国と言えば韓国かな？

もしかしたら韓国以外でも、ここ数年のデリケートゾーンケアブームに乗って、専用の美容液がたくさん販売されています。

でも成分表示を見ると安全性は大丈夫なのかな？と、気になる製品も…

経皮毒の考え方によると、この部分の吸収率は他の部分よりも高いとされているので、美容や健康に効果的な成分を選ぶのはもちろんのこと、安全な成分からつくられた製品を、安心して使いたい！

そんなふうに思います。

そこで、日常のケアに加えて、

「もっと元気になりたい！」

「より美しくなりたい！」

「スペシャルなケアをしたい！」

という方のために、植物の有効成分を用いた、国産の、安心して使えるデリケートゾーンのための美容液『潤-BI(うるび)』を監修しました。

使用されたお客様からのたくさんのご報告に、私もびっくりしました。美容も健康も。

さらに、体だけでなく、気持ちやパートナーとの関係にも変化があったという喜びの声が続いています。

【潤-BI(うるび)を使用したお客様の声】

●翌朝の洗顔の時、肌のぷりぷり感がある
●お肌の柔らかさがアップしてる
●気になっていたにおいが解消した
●膣の中がどんどん柔らかくなっている
●温かさが全身に広がる感じがした
●パートナーをマッサージしたら「やみつきになる」と言われた

●2日に1回の使用で、勃起しにくかったのが改善し、妊活に取り組めるようになった
●仕事に追われてクタクタだったけど、体が元気になった
●朝の目覚めがいい
●ワタシだけの秘密の楽しみ、秘めたワクワク感、特別感
●おりものが多いとか、何か、不調の時だけ気にしていたが、デリケートゾーンに常に気持ちを向けられるようになった
●「今までほっておいてゴメンネ」という気持ちになった

リフトアップした70代の女性も！

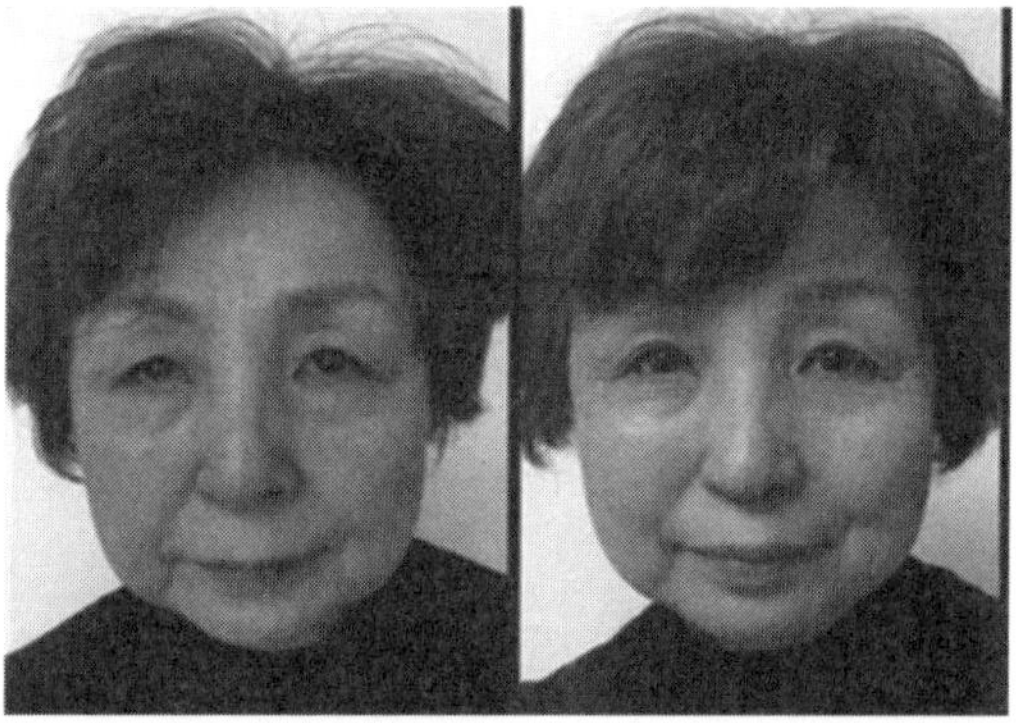

私自身は次のようなことを体感しました。

●使用した翌朝、お顔のしっとり、すべすべ感が増し増し
●朝の目覚めがいい
●性欲が高まる

「私のとっておきの使い方」をご紹介していますので、こちらのＱＲコードをご参照ください。

ワンランク上のスペシャルケアを、ぜひ、自分へのご褒美として、暮らしに取り入れてくださいね。

潤 - BI（うるび）

ホームページはこちら

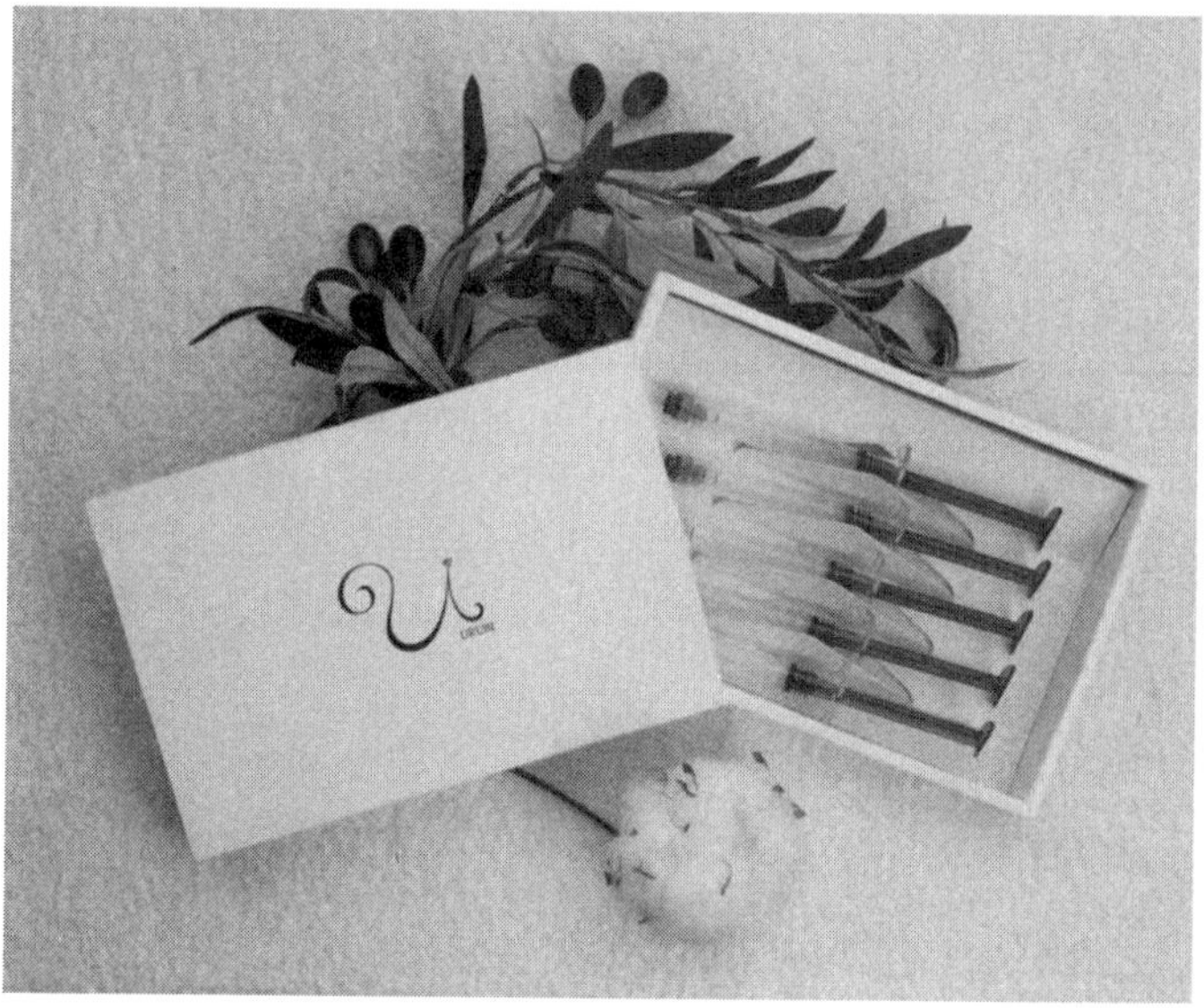

おわりに

デリケートゾーンケアって、意識が高い、女性だけの、特別ケアではなくて…
当たり前にできる、自分の体へのケアの一つ。
子供は子供なりのケアが、大人は大人なりのケアが、その時々で必要なケアがある。

そして「自分を大切にする」ってことが実感できるケアでもある。

でも、実践するには、性に対してのネガティブな気持ちや、ケアすることへのハードルを低くしていくことが大切で…

子供に伝えるのは大人の役目だから、大人がまず、意識を変えていく。

こういうこと、全部、決して難しいことではないよ。

ということが伝わるといいなと思って、本書を書きました。

子育てをしている人、ホルモンバランスが変化してきたことを感じる30代後半から40代の女性、閉経してからも元気に過ごしたい50代以降の女性に、親子で、カップルで、本書を手に取っていただけると嬉しいです。

デリケートゾーンケアを通して、自分のことをもっともっと可愛がって、好きになって、より美しく、健康的に暮らすことができて…

周りの人とも、心地いい関係をつくって、笑顔いっぱいの人たちが増えるといいな。

そのために、これからもさらにデリケートゾーンについて発信して、性のお悩みに答え、ケアを提供していきたいと思っています。

最後まで読んでくださってありがとうございました。

末筆になりましたが、クラウドファンディングで出版を応援してくださった21

2名の方々、声援を送ってくださった方々、株式会社ライフナチュレの山田社長、
インプランニングの久本オーナー、皆様、本当にありがとうございました。

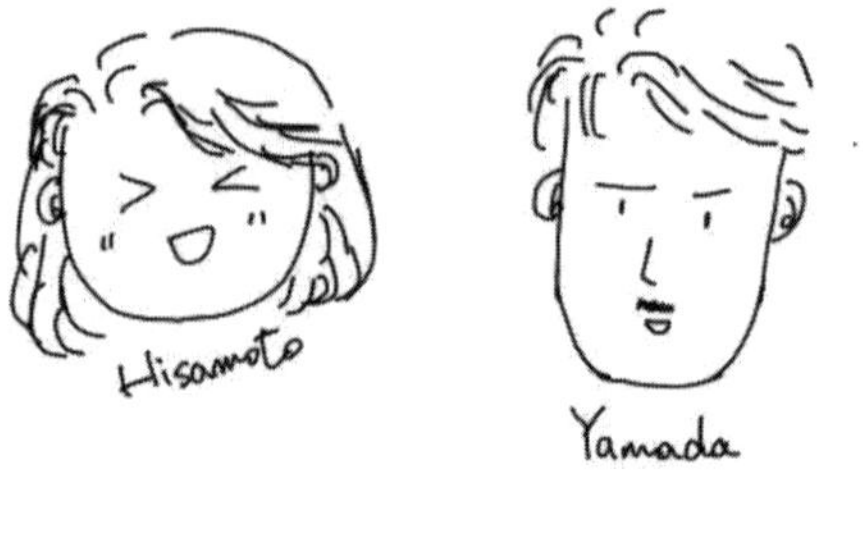

応援してくださった方々と企業様

【個人スポンサーの皆様】

竹本ユミカ様

塩崎人美様

畑たみ子様

佐藤正一様

吉川昌子様

井上ルミ様

北尻直子様

川上文子様

小西理恵様

徳山奉孝様

樋口まや様

香山久美様

岸本玲子様

岩見清子様

杉多栄美子様

谷口大介様

立花亜由美様

松本絢子様

的場かの代様

つゆママ様

オオニシ・マサヒロ様

ご支援、ありがとうございました。

【企業スポンサー様】

心から癒されたら現実が変わる！

ハートヒーリングヴェガ

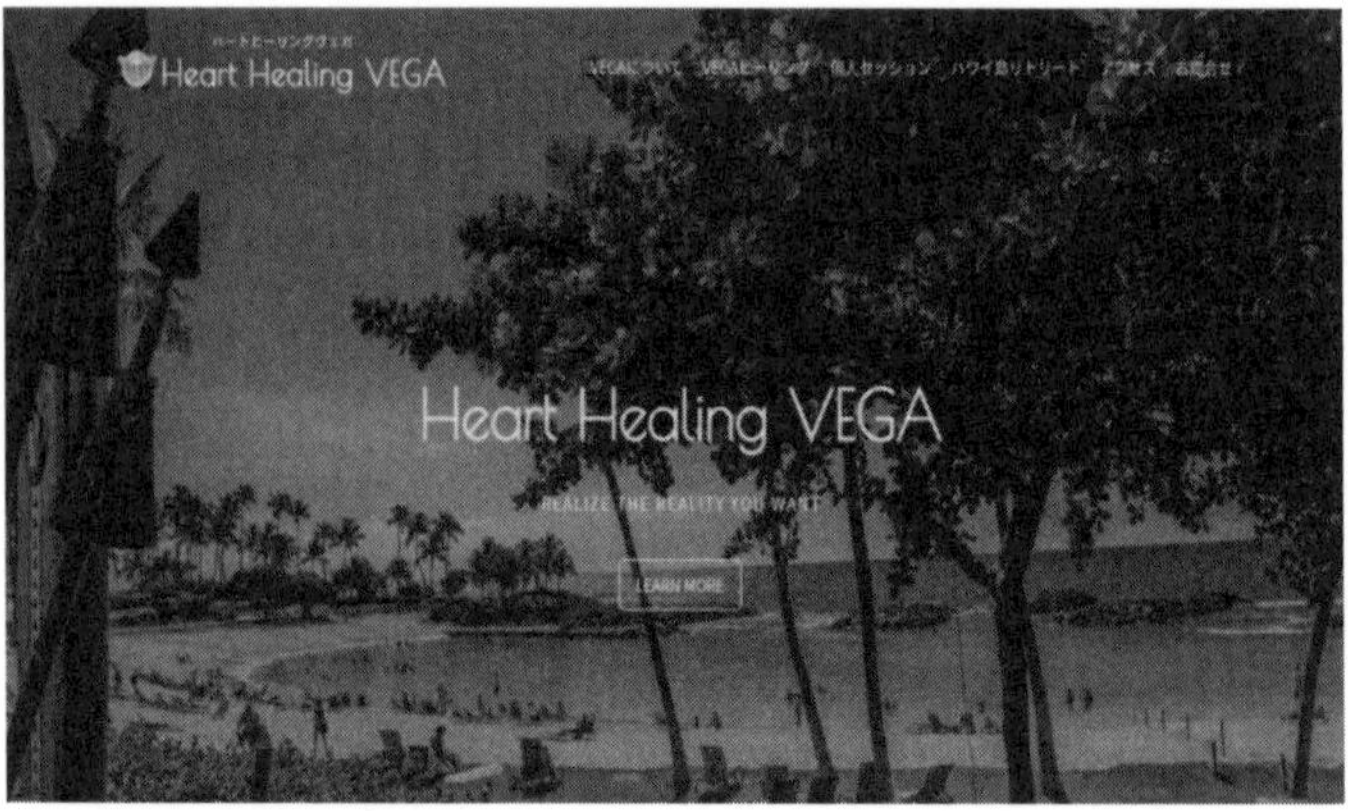

https://vega123.com/index.html

【企業スポンサー様】

ご予約
お問い合わせは
こちら

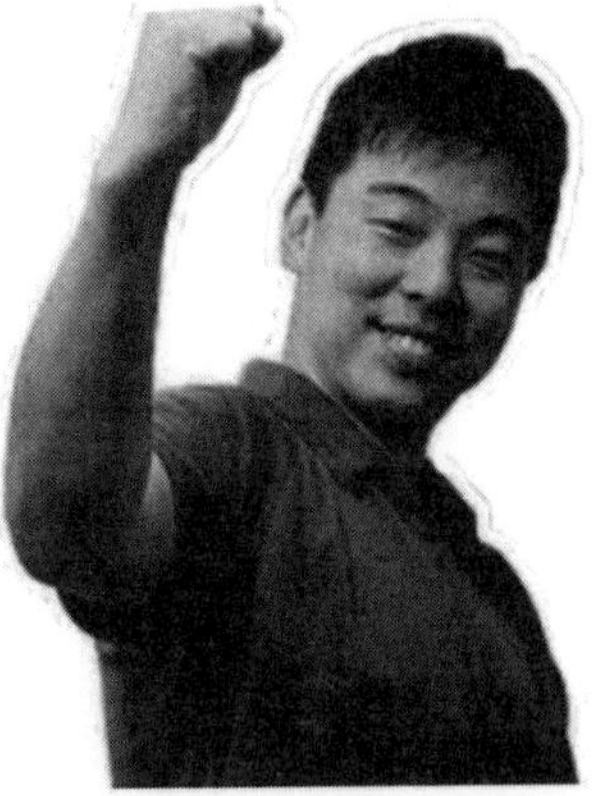

こんごう体育整体院

問診
独自の問診により、患者様の身体の状態を読み取り、原因を見つけます。

画期的な治療法
もむ、押す、叩く、ボキボキ鳴らすなどの行為は一切しません。
体の反射を利用し、調整します。

地域の活性化
地区活性化イベント『金剛バル』を毎年11月に開催。
地域活動にも積極的に取り組んでいます。

南海高野線金剛駅から徒歩5分

大阪府富田林市寺池台1－9－206－108
0721－29－8664

【企業スポンサー様】

ひとりの店主が運営している café とは違い、さまざまな人たちが店主となって得意を活かしながら、居場所の提供や自己実現を目指し、
金剛ニュータウン活性化を願って運営中です！
こんな　わっくわくが　いっぱい詰まった今から、話題沸騰中の
@わっくカフェへあなたも　遊びに来てくださいね！

最新情報はこちら
公式LINE

ゆうこりんこと、助産師の林祐子さんとの出会いは７年前。

河内長野市が主催する女性起業セミナーで出会いました。

実は、お名前は第４子妊娠中にホメオパシーのことならこの人に聞いて！と知人の助産師さんから伺って母子手帳にしっかり記入していましたが、このタイミングでは出会うことなく、そこから数年の歳月を経て整えられたタイミングで出逢ったように思います。ご縁って不思議ですね。

その後、幾度となく、必要なタイミングで更年期の話や２人目不妊のお話会に講師としてご招致しました。

河内長野市産前産後ヘルパー事業のベビママすまいる活動のお仲間でもあります。

ゆうこりんの今後の益々のご活躍とご発展を祈念し、ご出版お祝いの言葉を贈りたいと思います。

Goen Musubi 恩送り wa　輪･和･環　goen tsunagibito
ご縁繋ぎ人　きもとなおこ

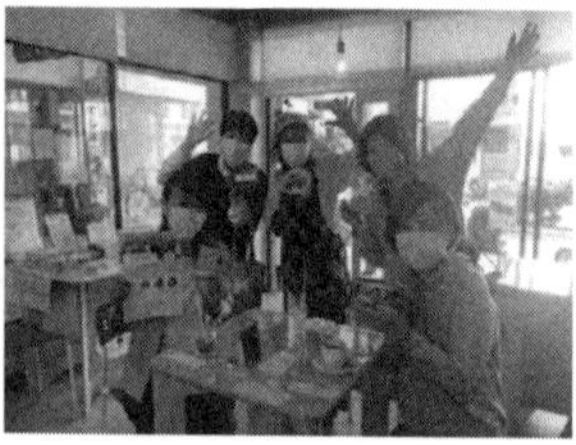

この度は ご出版おめでとうございます。

Goen Musubi 恩送り wa 輪・和・環 goen tsunagibito

ご縁繋ぎ人 きもとなおこです。

大阪府富田林市 南海高野線 金剛駅から徒歩5分。銀座商店街内にできた注目スポット@わっくカフェにて毎週土曜(イレギュラー開催あり)

10:00～14:00 、元気・笑顔いっぱい

ご縁結びcafeをオープンしています！

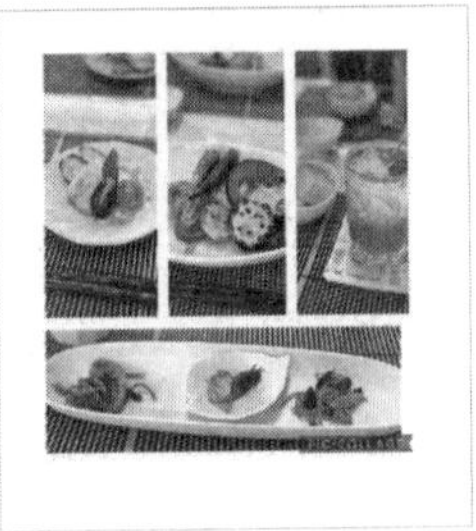

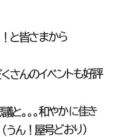

地場産の顔の見える農家さんの新鮮野菜で

◆畑から直送！トキメキ旬菜フルコースランチ

◆国産小麦を使用したパン。

◆パティシエが作る話題のスイーツ

◆自然素材のおやつ etc…

安心・安全な食材を食すのはもちろん！

ココにくれば、身体もココロも元気になる！！！と皆さまから

嬉しいオコトバ頂戴しています。

お花の寄せ植えやイスヨガなどお楽しみ盛りだくさんのイベントも好評

同時開催中。　　　そ・し・て

ひそかなパワースポットでもあるようで、不思議と。。。和やかに佳き

ご縁の輪がうまく循環していってるようです！(うん！屋号どおり)

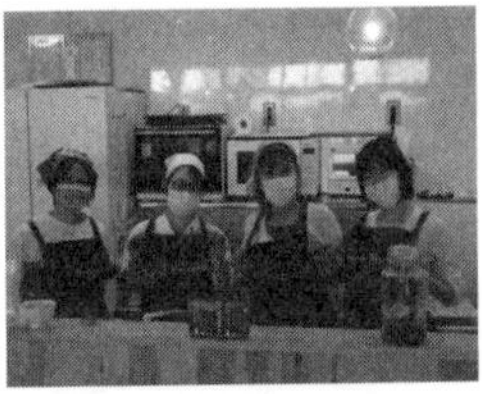

ココ@わっくカフェは

コーヒーを飲むだけの単なるcafé

ではありません。

地域の赤ちゃんから人生の大先輩、また、地域内外の人たち誰もが集える居場所です。

ココから新たな発展や可能性が広がります。

自由な空間を参加型プロジェクトで作り出す社会実験のチャレンジの場でもあります。

林祐子　プロフィール

【女性が元気になると、家族が、社会が元気になる】を信念に働く。

これまで一〇〇〇人の赤ちゃんを取り上げ、二〇〇〇人以上の出産に立ち会う。

病院・助産院勤務、自宅出産サポートを経て、
女性の体と心のケアサロン　こうのとり倶楽部を開業。

不妊や更年期でお悩みの方や、子育てママの心身を総合的にサポート。

助産師になり25年、たくさんの女性をケアする中でデリケートゾーンケアの大切さを感じ、尿もれ予防・アンチエイジングなど、オトナ女性の美と健康のためのちつケア用品の監修を行う。

講演活動、性教育にも力を入れている。

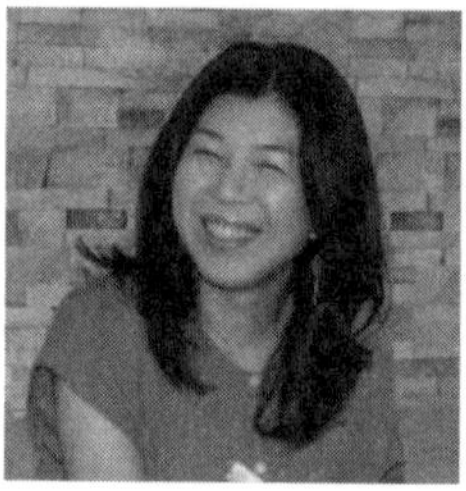

ホームページはこちら

2021年（令和3年）10月30日　　初版発行

著者　林 祐子

発行　さんが出版
東京都渋谷区松濤1-28-2
編集部：TEL 0422-24-7324　FAX 0422-24-7334

制作　ウグトピア

© 2021　Yuko Hayashi / Printed in Japan
ISBN978-4-88096-354-9　C0095

メモ

メモ

メモ